I0408541

Soins Infirmiers

aux Urgences :

Le Guide Complet

ALEXANDRE CAREWELL

Table des matières

« *Les urgences ne sont pas juste un service, c'est le lieu où la bravoure médicale rencontre l'humanité dans sa forme la plus pure, transformant le chaos en espoir.* »

Chapitre 1:
INTRODUCTION AUX URGENCES

Historique du service des urgences

Plongeons-nous au cœur du temps, à une époque où le concept d'urgence en médecine n'était pas encore établi. L'histoire des services d'urgence, tout comme celle de la médecine, est riche, complexe et parsemée d'évolutions qui ont façonné notre compréhension actuelle de la prise en charge médicale rapide et efficace.

Au commencement, il n'y avait pas de service des urgences tel que nous le connaissons aujourd'hui. Avant l'avènement de la médecine moderne, la plupart des soins médicaux étaient prodigués à domicile. Les médecins voyageaient de maison en maison, traitant leurs patients au chevet, souvent en l'absence d'équipements spécialisés ou de connaissances avancées. Si une situation requérait une intervention immédiate, elle était gérée sur place, souvent avec des moyens limités.

Cependant, avec la révolution industrielle et l'urbanisation croissante des XIXe et XXe siècles, les hôpitaux ont commencé à jouer un rôle central dans la prestation de soins. Les blessures liées aux machines, les accidents et les affections soudaines nécessitaient un lieu dédié où les patients pouvaient être traités rapidement. C'est ainsi que sont nés les premiers services d'urgence. Initialement, ces services étaient rudimentaires, mais ils remplissaient une fonction vitale, devenant la ligne de front de la médecine hospitalière.

L'évolution des techniques médicales et la recherche ont également influencé la croissance et la sophistication du service des urgences. Les avancées en matière d'anesthésie, de chirurgie et de radiologie ont permis des interventions rapides qui étaient auparavant impensables. De même, l'apparition des ambulances et des services pré-hospitaliers a révolutionné la prise en charge des patients, permettant des soins immédiats et un transport sûr vers les centres médicaux.

Au fil des décennies, le service des urgences s'est professionnalisé. L'infirmier y est devenu une figure centrale, alliant compétence technique, compassion et rapidité d'action. La formation spécialisée, tant pour les médecins que pour les infirmiers, est devenue la norme, et des protocoles ont été élaborés pour traiter efficacement une multitude de situations.

Aujourd'hui, les services d'urgence du monde entier sont des bastions de la médecine d'urgence, où chaque seconde compte. Des millions de vies sont sauvées chaque année grâce à l'intervention rapide, experte et coordonnée des équipes médicales. En regardant en arrière, nous pouvons apprécier le chemin parcouru et reconnaître les innombrables héros anonymes qui ont contribué à l'évolution de ce service vital.

L'histoire du service des urgences n'est pas seulement celle d'une spécialité médicale, mais celle de notre humanité face à la fragilité de la vie. Elle nous rappelle notre engagement incessant à préserver la vie, à combattre la maladie et à offrir espoir et guérison à ceux qui en ont le plus besoin.

Rôle et importance des urgences dans le système de santé

Les urgences médicales ont toujours existé, mais c'est au fil des avancées médicales et technologiques que le service des urgences est devenu un pivot central dans le système de santé. Occupant une position unique, il est la porte d'entrée pour nombre de patients en détresse, devenant ainsi le premier rempart contre la maladie, la blessure ou la détérioration de l'état de santé.

Dès l'instant où un patient franchit la porte des urgences, une machine bien huilée se met en marche. Ce service se doit de répondre rapidement à une gamme très variée de pathologies, allant des petites blessures aux situations de vie ou de mort. Dans cette dynamique effrénée, le service des urgences joue plusieurs rôles essentiels :

- **Triage et évaluation initiale :** Il s'agit souvent du premier point de contact pour le patient. Les professionnels de santé évaluent la gravité de la situation et déterminent la priorité de prise en charge.
- **Stabilisation des patients :** Pour les situations critiques, le premier objectif est de stabiliser le patient, qu'il s'agisse d'une détresse respiratoire, d'une hémorragie ou d'une autre urgence vitale.
- **Diagnostic et orientation :** Grâce à des équipements et à des compétences spécialisées, les équipes des urgences sont capables de poser des diagnostics rapides, permettant une orientation appropriée des patients, que ce soit vers une hospitalisation, une chirurgie ou d'autres services spécialisés.
- **Rôle de gardien du système de santé :** Dans de nombreuses régions, notamment celles qui manquent d'accès à des soins primaires réguliers, le service des urgences devient par défaut le principal fournisseur

de soins pour une population variée. Il répond non seulement aux urgences médicales, mais aussi à des besoins non urgents pour lesquels les patients ne savent souvent pas vers qui se tourner.

- **Formation et recherche :** Les services d'urgence sont aussi des centres de formation pour les médecins, les infirmiers et d'autres professionnels de santé. De plus, étant à la pointe des défis médicaux, ils jouent un rôle clé dans la recherche clinique, cherchant constamment des moyens d'améliorer les soins urgents.

Le service des urgences est donc bien plus qu'un simple lieu de soins médicaux. C'est le reflet de la société dans toute sa diversité et sa complexité. Il incarne l'urgence, l'espoir et la résilience, jouant un rôle indispensable dans le continuum des soins de santé.

De plus, son importance va au-delà de ses murs. Les urgences influencent les politiques de santé, les budgets hospitaliers et la planification des soins à grande échelle. Chaque décision prise, chaque innovation adoptée dans ce service a des répercussions sur le reste du système de santé.

Les urgences rappellent à chaque instant que, face à l'incertitude et à la fragilité de la vie, la réponse rapide, compétente et bienveillante d'une équipe dévouée peut faire la différence entre la vie et la mort. C'est ce qui fait des urgences un pilier incontournable et vénéré du système de santé moderne.

Le quotidien de l'infirmier aux urgences: Défis et récompenses

Lorsqu'une sirène d'ambulance résonne ou qu'une porte s'ouvre brusquement pour laisser passer une civière, l'infirmier aux urgences est déjà en mode action, prêt à affronter l'inattendu. Ce quotidien palpitant est un mélange d'adrénaline, de compétence, d'empathie et de résilience.

Défis

- **Diversité des cas :** Contrairement à d'autres spécialités, l'infirmier aux urgences doit être préparé à traiter une gamme impressionnante de pathologies - des fractures aux crises cardiaques, des accouchements inattendus aux infections graves. Cette diversité requiert une adaptabilité constante et une mise à jour régulière des compétences.
- **Rythme soutenu :** Les journées peuvent être imprévisibles. Il peut y avoir des moments de calme suivis d'heures de chaos intense, où chaque seconde compte.
- **Gestion émotionnelle :** Face à la douleur, à la détresse ou même à la mort, l'infirmier doit faire preuve d'une grande force émotionnelle. Ils sont souvent le premier point de contact pour les patients et leurs familles, offrant réconfort et assurance même dans les moments les plus sombres.
- **Collaboration interprofessionnelle :** Les urgences sont un endroit où la coordination avec d'autres professionnels de santé - médecins, radiologues, chirurgiens, etc. - est essentielle. Cette collaboration doit être fluide, même en période de stress.
- **Exigences physiques :** Les longues heures debout, les déplacements rapides et la manipulation des patients exigent une bonne condition physique. De plus, l'exposition à des maladies infectieuses peut représenter un risque.

Récompenses
- **Impact immédiat :** L'infirmier aux urgences voit souvent les résultats directs de son intervention, que ce soit une respiration stabilisée, une douleur soulagée ou une vie sauvée.
- **Apprentissage constant :** La variété des cas offre une opportunité d'apprentissage inégalée, faisant de chaque journée une chance d'acquérir de nouvelles compétences ou connaissances.
- **Lien profond avec les patients :** Même si le contact peut être bref, l'intensité des situations crée souvent des liens profonds et significatifs avec les patients et leurs familles.
- **Esprit d'équipe :** Travailler dans un environnement aussi dynamique forge des liens solides avec les collègues. La camaraderie et le soutien mutuel sont souvent les clés pour surmonter les défis les plus ardus.
- **Satisfaction professionnelle :** Malgré les défis, nombreux sont les infirmiers qui témoignent du profond sentiment de réalisation qu'ils ressentent en sachant qu'ils font une véritable différence dans la vie des gens chaque jour.

Le rôle de l'infirmier aux urgences est loin d'être facile, et pourtant, c'est l'un des plus gratifiants dans le domaine médical. En équilibrant habilement les défis et les récompenses, ces professionnels de la santé incarnent l'esprit même de dévouement, de compétence et d'humanité, faisant d'eux des piliers inestimables dans le monde de la médecine.

Chapitre 2:
L'ENVIRONNEMENT DES URGENCES

La salle de triage: La première étape

• Les critères de gravité

Dans le tourbillon d'activités des services d'urgence, le triage, ou l'acte de prioriser les patients en fonction de la gravité de leur état, est une étape cruciale. Cette démarche permet d'assurer que les patients qui présentent les risques les plus sérieux soient pris en charge en premier. Pour cela, les infirmiers de triage se basent sur des critères de gravité précisément établis. Ces critères varient selon les symptômes présentés, mais plusieurs d'entre eux sont universellement reconnus comme indicateurs d'une situation potentiellement dangereuse.

- **Signes vitaux anormaux :** Des valeurs hors des normes pour la tension artérielle, la fréquence cardiaque, la fréquence respiratoire, la température ou la saturation en oxygène peuvent indiquer un état grave.
- **Détresse respiratoire :** Une respiration superficielle, sifflante, accélérée ou laborieuse est toujours préoccupante. L'incapacité à parler en phrases complètes peut également être un indicateur.
- **Douleur thoracique :** Une douleur dans la poitrine, surtout si elle s'accompagne d'autres symptômes comme des sueurs, des nausées, ou un essoufflement, peut suggérer une crise cardiaque ou d'autres problèmes cardiaques graves.
- **Altération de l'état mental :** Une confusion soudaine, une désorientation, des étourdissements,

des évanouissements ou des changements dans le niveau de conscience sont des signes préoccupants.

- **Signes neurologiques :** Des symptômes comme la faiblesse soudaine d'un côté du corps, des difficultés d'élocution, des troubles de la vision ou des maux de tête sévères peuvent indiquer un accident vasculaire cérébral ou d'autres affections neurologiques graves.
- **Saignements abondants :** Qu'ils soient internes ou externes, les saignements non maîtrisés peuvent rapidement mettre la vie en danger.
- **Douleur abdominale sévère :** Une douleur intense ou persistante peut être le signe de conditions telles qu'une appendicite, une occlusion intestinale ou une rupture d'organe.
- **Réactions allergiques sévères :** L'apparition rapide de symptômes tels que des démangeaisons, des gonflements, des difficultés respiratoires, ou un choc après une exposition à un allergène est une urgence médicale.
- **Signes d'infection sévère :** Une fièvre élevée, associée à des frissons, une tachycardie, une hypotension, ou une léthargie, peut indiquer une septicémie ou une autre infection grave.
- **Traumatismes :** Les blessures suite à des accidents, chutes, ou violences, en fonction de leur localisation et de leur gravité, peuvent nécessiter une prise en charge immédiate.

Ces critères ne sont que la pointe de l'iceberg. En réalité, la capacité à évaluer la gravité repose également sur l'expérience clinique, l'intuition professionnelle et la formation continue. La finesse d'évaluation d'un infirmier expérimenté aux urgences est un mélange de science et d'art, et elle joue un rôle inestimable dans la sauvegarde de vies humaines.

• La communication avec les patients en attente

Les urgences, avec leur rythme effréné et leur atmosphère chargée, peuvent être une source d'anxiété pour de nombreux patients. L'attente est souvent le pire moment pour eux, car elle est empreinte d'incertitude, d'inconfort et de stress. Dans ce contexte, la communication devient un outil précieux pour apaiser, informer et gérer les attentes. Voici comment elle s'articule pour un infirmier dans le cadre des urgences.

- **Instaurer la confiance dès le départ :** Lors de la première interaction, l'infirmier doit instaurer un climat de confiance. Cela passe par une écoute active, un contact visuel et des gestes rassurants. Se présenter et expliquer brièvement son rôle peut aussi aider à instaurer cette confiance.

- **Expliquer le processus de triage :** Beaucoup de patients ne comprennent pas pourquoi d'autres, arrivés après eux, sont vus en priorité. Expliquer le concept de triage basé sur la gravité des cas peut aider à clarifier la situation et à minimiser les frustrations.

- **Mettre à jour régulièrement :** Si un patient doit attendre longtemps, il est essentiel de le tenir informé de la situation. Un simple « Nous n'avons pas oublié, mais nous sommes débordés actuellement » peut apaiser certaines inquiétudes.

- **Être clair et honnête :** Si des tests ou des procédures doivent être réalisés, il est crucial de bien expliquer leur nature, leur nécessité et la durée approximative qu'ils prendront.

- **Écouter activement les préoccupations :** Certains patients ont des besoins ou des préoccupations spécifiques pendant l'attente. Ces derniers peuvent concerner la douleur, l'anxiété ou des problèmes personnels comme la garde des enfants. Être à l'écoute permet de trouver des solutions ou d'offrir du soutien.

- **Utiliser un langage adapté :** Tout en conservant la précision médicale, il est essentiel de s'exprimer de manière simple et compréhensible pour le patient. Éviter le jargon médical autant que possible et s'assurer que le patient a bien compris les informations.
- **Gérer les émotions :** Certains patients peuvent devenir agités, anxieux ou même colériques. Il est essentiel d'aborder ces situations avec empathie, calme et professionnalisme, tout en mettant des limites claires.
- **Rassurer sur la prise en charge :** Même en attente, les patients doivent savoir qu'ils sont entre de bonnes mains et que leur bien-être est une priorité.
- **Encourager le feedback :** Demander aux patients comment améliorer la communication ou le processus d'attente peut fournir des informations précieuses pour optimiser le service.

Une communication efficace et empathique ne réduit pas seulement l'anxiété du patient, elle favorise également une meilleure coopération, minimise les malentendus et renforce la confiance envers les professionnels de santé. Dans l'univers des urgences, où chaque moment peut être crucial, une bonne communication avec les patients en attente est un atout inestimable pour un déroulement serein et efficace des soins.

La salle de soins

• L'équipement médical de base

L'univers médical des urgences est un mélange d'actions rapides, de diagnostics précis et de gestes techniques. Pour mener à bien ces missions, les infirmiers s'appuient sur une panoplie d'équipements médicaux. Ces outils, essentiels à la prise en charge des patients, se doivent d'être à la fois fiables et rapidement accessibles. Voici un aperçu de cet équipement médical de base que l'on retrouve typiquement dans un service d'urgences.

- **Le moniteur de signes vitaux :** Cet appareil permet de surveiller en continu ou de manière ponctuelle la tension artérielle, la fréquence cardiaque, la fréquence respiratoire, la température et la saturation en oxygène du patient.
- **Le défibrillateur :** Vital pour traiter les arrêts cardiaques, il envoie une impulsion électrique au cœur pour tenter de restaurer un rythme cardiaque normal.
- **Le chariot d'urgence (ou chariot de réanimation) :** Il contient tous les équipements nécessaires pour une réanimation cardio-pulmonaire, comme des médicaments, des seringues, des tubes endotrachéaux et bien d'autres outils essentiels.
- **L'aspirateur de mucosités :** Utilisé pour éliminer les sécrétions de la bouche ou des voies respiratoires, il est essentiel lors d'interventions pour libérer les voies aériennes.
- **Oxymètre de pouls :** Placé généralement au bout du doigt, il mesure la saturation en oxygène dans le sang, donnant une indication rapide de la fonction pulmonaire du patient.
- **Stéthoscope :** Outil emblématique du monde médical, il permet d'écouter les sons internes du corps, tels que les battements cardiaques, les bruits respiratoires ou les bruits intestinaux.
- **Tensiomètre :** Permettant de mesurer la pression artérielle, cet outil est fondamental pour évaluer l'état hémodynamique d'un patient.

- **Thermomètre médical :** Il existe en différents modèles (auriculaire, frontal, oral) et est crucial pour détecter des états fébriles ou hypothermiques.
- **Kit d'intubation :** Utilisé pour maintenir ouvertes les voies respiratoires, il comprend des lames de laryngoscope, des tubes endotrachéaux et des ballonnets.
- **Seringues et aiguilles :** De différentes tailles, elles sont utilisées pour administrer des médicaments, des vaccins ou pour prélever des échantillons sanguins.
- **Sets de perfusion :** Ils comprennent tout le matériel nécessaire pour administrer des solutés ou des médicaments par voie intraveineuse.
- **Pompe à perfusion :** Elle permet d'administrer des médicaments ou des fluides à un débit précis.
- **Matériel de suture :** Utilisé pour suturer des plaies, il comprend des aiguilles, des fils et des pinces.
- **Matériel pour pansements :** Comprend des compresses, des bandes, des antiseptiques et d'autres éléments essentiels pour protéger et traiter les plaies.
- **Équipement d'immobilisation :** Comme les attelles ou les colliers cervicaux, ils sont utilisés pour immobiliser des membres ou la colonne vertébrale en cas de suspicion de fracture ou de lésion.

Ces équipements, souvent disposés de manière stratégique pour une utilisation optimale, sont la base de la prise en charge en urgences. Leur maîtrise parfaite par l'infirmier est primordiale pour garantir une intervention rapide et efficace, souvent dans des situations où chaque seconde compte.

• La gestion des salles et des lits

La fluidité du service des urgences dépend largement de la gestion optimale des ressources spatiales. Les salles et les lits, en particulier, sont au cœur de cette dynamique, car ils représentent l'endroit où les patients reçoivent des soins directs. Une mauvaise gestion peut entraîner des retards, des frustrations et même des risques pour la sécurité des patients. Décortiquons cet aspect souvent sous-estimé, mais essentiel, de la prise en charge aux urgences.

- **L'importance d'un système de triage efficace :** Avant même de considérer la gestion des salles et des lits, il est essentiel de trier correctement les patients dès leur arrivée. Un système de triage efficace garantit que les lits et les salles sont attribués selon la priorité médicale, et non selon l'ordre d'arrivée.

- **La rotation des lits :** Le nettoyage et la désinfection rapides et complets des lits entre les patients sont essentiels pour prévenir la propagation des infections. Cela nécessite une coordination étroite entre l'équipe soignante et l'équipe de nettoyage.

- **Gestion des capacités :** Dans des situations d'afflux massif de patients, comme lors de catastrophes ou d'épidémies, les urgences peuvent être rapidement débordées. Avoir un plan pour augmenter la capacité des lits, même temporairement, peut s'avérer vital. Cela pourrait inclure l'utilisation de zones non traditionnelles pour les soins ou le transfert de patients à d'autres unités ou hôpitaux.

- **Gestion des lits spécialisés :** Certains lits et salles sont spécifiquement équipés pour des types de soins particuliers, comme la traumatologie ou la cardiologie. La bonne allocation de ces ressources est primordiale pour garantir que les patients reçoivent les soins adéquats.

- **Communication interdépartementale :** Les urgences ne sont pas isolées. Travailler en étroite collaboration avec d'autres services, tels que la radiologie, la chirurgie ou les soins intensifs, peut faciliter le mouvement des patients à travers l'hôpital.
- **Gestion des temps d'attente :** Bien que tous les efforts soient faits pour minimiser les temps d'attente, parfois les patients doivent attendre pour un lit. Dans ces situations, une communication claire et empathique est essentielle pour gérer les attentes et rassurer les patients.
- **Technologies de suivi en temps réel :** De nombreux hôpitaux modernes utilisent des systèmes de suivi en temps réel qui permettent de visualiser la disponibilité des lits, facilitant ainsi la prise de décision et la coordination.
- **Protocoles pour les patients en longue attente :** Dans les situations où les patients doivent attendre pendant de longues périodes pour un lit dans une unité spécialisée, des protocoles clairs sont nécessaires pour s'assurer qu'ils reçoivent des soins adéquats en attendant.
- **Formation et éducation du personnel :** Le personnel doit être régulièrement formé sur les meilleures pratiques de gestion des lits et des salles, ainsi que sur les protocoles spécifiques de l'hôpital.
- **Feedback et amélioration continue :** La rétroaction des professionnels de santé, des patients et de leurs familles est essentielle pour identifier les domaines d'amélioration et adapter les stratégies de gestion.

La gestion efficace des salles et des lits aux urgences est un véritable ballet logistique qui nécessite une coordination, une communication et une préparation exceptionnelles. Lorsqu'elle est bien gérée, elle permet un flux patient optimal, une utilisation efficace des ressources et une prise en charge rapide et efficace, garantissant ainsi la meilleure issue pour chaque patient.

Chapitre 3:
COMPÉTENCES CLINIQUES ESSENTIELLES

Évaluation rapide du patient

- 3.1.1 ABCDE de l'évaluation

L'approche ABCDE est un outil de triage et d'évaluation systématique utilisé par les professionnels de santé, notamment dans les services d'urgence, pour évaluer et traiter les patients dans un ordre qui priorise les menaces immédiates à la vie. Cette méthode s'assure qu'aucune étape vitale n'est omise dans l'évaluation initiale et la prise en charge du patient. Approfondissons chacune de ces étapes :

- A – Voies Aériennes (Airway)
  - **Évaluation** : S'assurer que les voies aériennes sont dégagées et qu'il n'y a aucun obstacle empêchant le flux d'air.
  - **Intervention** : Si les voies aériennes ne sont pas sécurisées ou obstruées (par du sang, des vomissures, un traumatisme, etc.), des interventions immédiates, telles que l'intubation ou la mise en position de sécurité, peuvent être nécessaires.
- B – Respiration (Breathing)
  - **Évaluation** : Observer le taux et la profondeur de la respiration, écouter les sons respiratoires et évaluer la symétrie de l'expansion thoracique.
  - **Intervention** : En cas de détresse respiratoire, le patient peut nécessiter une oxygénothérapie, une ventilation assistée ou

d'autres interventions pour stabiliser sa respiration.

- C – Circulation
  - **Évaluation** : Vérifier le pouls, la pression artérielle, la couleur de la peau et la température. Recherchez des signes de choc ou d'hémorragie.
  - **Intervention** : En cas de problèmes circulatoires, des interventions comme l'administration de fluides, la réanimation cardio-pulmonaire (RCP) ou des médicaments peuvent être nécessaires.
- D – Déficit Neurologique (Disability)
  - **Évaluation** : Evaluer rapidement l'état neurologique en utilisant l'échelle de Glasgow ou d'autres outils pour mesurer le niveau de conscience. Vérifier la réactivité des pupilles, la motricité et la sensation.
  - **Intervention** : Selon les résultats, des actions peuvent inclure la stabilisation de la colonne vertébrale, l'administration de médicaments ou d'autres soins spécialisés.
- E – Exposition/Environnement
  - **Évaluation** : Examinez tout le corps en retirant les vêtements si nécessaire pour rechercher des blessures cachées, tout en préservant la dignité du patient et en le protégeant contre l'hypothermie.
  - **Intervention** : Traiter les blessures découvertes, couvrir le patient pour maintenir une température corporelle stable et protéger contre d'autres agressions environnementales.

Après avoir effectué l'évaluation ABCDE, il est crucial de réévaluer régulièrement le patient, en particulier si son état change. Cette méthodologie sert de pierre angulaire à l'évaluation initiale des patients dans un environnement d'urgence, assurant une prise en charge structurée et cohérente, et réduisant ainsi le risque de manquer des menaces vitales pour le patient.

• Interprétation des signes vitaux

Les signes vitaux sont des mesures objectives des fonctions corporelles de base et jouent un rôle essentiel dans l'évaluation de l'état physiologique d'un individu. Dans le contexte des urgences, leur interprétation rapide et correcte peut souvent guider l'intervention initiale et fournir des indices cruciaux sur l'état de santé d'un patient. Voici une exploration détaillée de ces signes et de leur interprétation :

- Température Corporelle
  - *Normal* : En moyenne autour de 37°C, mais peut varier entre 36,1°C et 37,2°C.
  - *Interprétation* : Une température élevée (fièvre) peut indiquer une infection, une inflammation, ou d'autres conditions médicales. Une température corporelle basse (hypothermie) peut résulter d'une exposition au froid, de certaines maladies ou d'une hypothyroïdie.
- Pouls ou Fréquence Cardiaque
  - *Normal* : 60-100 battements par minute (bpm) pour un adulte au repos.
  - *Interprétation* : Une fréquence cardiaque élevée (tachycardie) peut être causée par la fièvre, l'anémie, la déshydratation ou d'autres conditions. Une fréquence cardiaque faible (bradycardie) peut être due à une hypothermie, à des médicaments ou à des problèmes cardiaques.
- Fréquence Respiratoire
  - *Normal* : 12-20 respirations par minute pour un adulte au repos.

- *Interprétation* : Une fréquence respiratoire rapide (tachypnée) peut être due à la fièvre, l'anxiété, l'anémie ou des affections pulmonaires. Une respiration lente (bradypnée) peut être causée par des médicaments, des lésions cérébrales ou d'autres conditions.
- Pression Artérielle
  - *Normal* : Systolique 90-120 mmHg, Diastolique 60-80 mmHg pour un adulte.
  - *Interprétation* : Une pression artérielle élevée (hypertension) est un facteur de risque pour de nombreuses maladies cardiovasculaires. Une pression artérielle basse (hypotension) peut indiquer une déshydratation, une perte de sang, ou d'autres conditions médicales graves.
- Saturation en Oxygène (SpO2)
  - *Normal* : 95-100%.
  - *Interprétation* : Une SpO2 inférieure à 95% peut indiquer une hypoxémie, ce qui signifie que les niveaux d'oxygène dans le sang sont insuffisants. Cela peut être dû à des problèmes pulmonaires, cardiaques ou à une anémie grave.
- Douleur
  - Bien que techniquement pas un "signe vital" dans le sens traditionnel, l'évaluation de la douleur est souvent incluse en tant que cinquième signe vital.
  - *Interprétation* : L'échelle de douleur, généralement de 0 (pas de douleur) à 10 (douleur la plus forte imaginable), aide les cliniciens à évaluer l'intensité de la douleur d'un patient, à comprendre la cause potentielle et à décider des interventions nécessaires.

En interprétant les signes vitaux, il est essentiel de prendre en compte le contexte global du patient, y compris son âge, son sexe, ses antécédents médicaux, ainsi que d'autres symptômes présents. De légères variations peuvent être normales pour certains individus, tandis que des écarts plus importants ou soudains nécessitent souvent une attention et une intervention médicales.

Techniques d'intervention

• Pose de voies veineuses

La pose d'une voie veineuse périphérique, couramment appelée "cathéter intraveineux" ou "pose d'une perfusion", est une procédure courante dans le milieu médical, notamment aux urgences. Elle permet d'administrer des médicaments, des solutés ou d'effectuer des prélèvements sanguins. Voici un aperçu détaillé de la procédure :

- Préparation
    - **Choix du matériel** : Sélection du cathéter en fonction de l'utilisation prévue (administration de médicaments, solutés, prélèvements) et de la taille des veines du patient.
    - **Préparation du patient** : Informer le patient de la procédure, le rassurer et obtenir son consentement. Positionner son bras de manière appropriée.
    - **Hygiène** : Se laver les mains et mettre des gants stériles.
- Sélection du site d'insertion
    - Les sites courants comprennent les veines du dos de la main, de l'avant-bras et du pli du coude.
    - La sélection dépend de la taille et de l'état des veines, ainsi que du confort du patient. Évitez les sites près des articulations, si possible, pour réduire la mobilité du cathéter.
- Désinfection

- Utilisez une compresse imbibée d'antiseptique pour désinfecter le site d'insertion en mouvements circulaires, de l'intérieur vers l'extérieur.
- Insertion du cathéter
  - Tendre la peau pour stabiliser la veine.
  - Insérez l'aiguille en suivant le trajet de la veine, avec l'angle approprié (habituellement entre 10° et 30°).
  - Lorsque le retour veineux est observé dans la chambre du cathéter, avancez encore légèrement, puis insérez le cathéter tout en retirant l'aiguille.
- Fixation et utilisation
  - Fixez fermement le cathéter à la peau avec du ruban adhésif ou des dispositifs spécifiques pour éviter les mouvements.
  - Posez une compresse stérile sur le point d'insertion. Connectez ensuite le système de perfusion ou le bouchon de perfusion.
  - Commencez l'administration de médicaments ou de solutés comme prescrit.
- Entretien et surveillance
  - Vérifiez régulièrement le site d'insertion pour détecter tout signe d'infection, d'inflammation, d'hématome ou d'infiltration.
  - Assurez-vous que le débit de perfusion est correct et que le patient ne présente pas de signes d'inconfort ou de complications.
- Retrait
  - Stoppez la perfusion.
  - Retirez délicatement le cathéter en suivant le sens de la veine, tout en appliquant une légère pression avec une compresse pour éviter les saignements.
  - Observez et évaluez le site d'insertion. Si tout semble normal, fixez la compresse avec du ruban adhésif.

La pose d'une voie veineuse nécessite une technique habile et une approche soignée pour minimiser le risque de complications et assurer le confort du patient.

• Intubation et ventilation

L'intubation endotrachéale est une procédure médicale qui consiste à insérer un tube dans la trachée pour permettre la ventilation mécanique des poumons. Cette procédure peut être vitale dans des situations où le patient ne peut pas maintenir une voie aérienne ouventilatoire adéquate par lui-même. Voici un aperçu détaillé de la procédure et de sa suite :

- Indications pour l'intubation
    - Insuffisance respiratoire aiguë.
    - Protection des voies aériennes (par exemple, en cas de traumatisme ou d'intoxication).
    - Procédures chirurgicales nécessitant une anesthésie générale.
    - Arrêt cardiorespiratoire.
- Préparation
    - **Choix du matériel** : Préparez le laryngoscope, l'endoscope et le tube endotrachéal de la taille appropriée.
    - **Médicaments** : Des agents de sédation et de paralysie peuvent être nécessaires pour faciliter l'intubation.
    - **Position du patient** : Position dite de "sniffing", avec extension de la nuque et flexion de la tête.
- Procédure d'intubation
    - Ouvrez la bouche du patient et introduisez le laryngoscope avec précaution.
    - Exposez les cordes vocales en élevant doucement l'épiglotte avec la lame du laryngoscope.

- Introduisez le tube endotrachéal à travers les cordes vocales dans la trachée.
- Retirez le laryngoscope tout en maintenant le tube en place.
- Confirmation de la position du tube
  - Observez l'élévation symétrique des deux hémithorax lors de la ventilation.
  - Écoutez les bruits respiratoires des deux côtés du thorax.
  - Utilisez un capnographe pour détecter le CO_2 expiré, confirmant que le tube est bien en place.
  - Une radiographie thoracique peut également être réalisée pour confirmer la position.
- Fixation du tube et ventilation
  - Fixez fermement le tube à la bouche du patient pour éviter tout déplacement accidentel.
  - Connectez le tube à un respirateur mécanique ou à un sac auto-gonflant pour assurer la ventilation.
- Surveillance post-intubation
  - Surveillez régulièrement les signes vitaux du patient, la saturation en oxygène et la position du tube.
  - Évaluez le confort et la sédation du patient et ajustez les médicaments si nécessaire.
- Extubation
  - Lorsque les causes sous-jacentes de l'intubation sont résolues, le patient peut être extubé.
  - Assurez-vous que le patient est suffisamment éveillé, qu'il répond aux commandes, a un bon réflexe de toux et est stable sur le plan respiratoire.
  - Retirez le tube rapidement tout en demandant au patient de tousser, afin d'expulser tout mucus ou débris.

La maîtrise de la technique d'intubation nécessite une formation et une pratique approfondies, car la procédure présente des risques. Une attention particulière doit être portée à la préparation, à la réalisation sécurisée de l'intubation et à la surveillance attentive du patient intubé.

• RCP et défibrillation

La réanimation cardio-pulmonaire (RCP) et la défibrillation sont des interventions vitales en cas d'arrêt cardiaque soudain. Ces procédures peuvent augmenter considérablement les chances de survie du patient et de récupération sans séquelles neurologiques.

- Reconnaissance de l'arrêt cardiaque
  - Absence de réponse à la stimulation.
  - Absence de respiration ou respiration anormale (comme des gasps).
  - Absence de pouls.
- Début immédiat de la RCP
  - **Position du patient** : Allongez le patient sur le dos sur une surface dure.
  - **Compression thoracique** : Placez vos mains l'une sur l'autre au centre du thorax et effectuez des compressions profondes (au moins 5 cm) à un rythme d'au moins 100-120 par minute.
  - **Ventilation** : Après 30 compressions, donnez 2 insufflations en maintenant les voies aériennes ouvertes, soit en utilisant une insufflation bouche-à-bouche, soit à l'aide d'un dispositif de barrière.
- Utilisation du défibrillateur externe automatisé (DEA)
  - Allumez le DEA dès qu'il est disponible.
  - Suivez les instructions vocales ou visuelles du dispositif.

- Placez les électrodes comme indiqué (une sous la clavicule droite et l'autre sur le côté inférieur gauche du thorax).
- Assurez-vous que personne ne touche le patient lorsque le DEA évalue le rythme cardiaque.
- Si un choc est recommandé, assurez-vous de nouveau que personne ne touche le patient, puis appuyez sur le bouton de choc.
- Continuation de la RCP
  - Reprenez immédiatement la RCP après la défibrillation.
  - Alternez les compressions thoraciques et les ventilations (rapport 30:2).
  - Si vous êtes seul, effectuez la RCP pendant environ 2 minutes avant de vérifier à nouveau le rythme avec le DEA.
  - Si plusieurs sauveteurs sont présents, changez de rôle toutes les 2 minutes pour éviter la fatigue.
- Post-réanimation
  - Si le patient montre des signes de retour à la circulation spontanée (comme le mouvement, la toux, la prise de respiration), arrêtez la RCP et évaluez la respiration et le pouls.
  - Si le patient respire normalement, mettez-le en position latérale de sécurité.
  - Surveillez continuellement le patient en attendant les secours avancés.
- Prise en charge avancée
  - Lorsque des soins médicaux avancés sont disponibles, des médicaments, une intubation et d'autres interventions peuvent être nécessaires.
  - Le patient peut nécessiter une prise en charge en soins intensifs et d'autres examens pour déterminer la cause de l'arrêt cardiaque.

La rapidité de la réponse est essentielle lors d'un arrêt cardiaque. Chaque minute sans RCP et défibrillation réduit significativement les chances de survie du patient. La formation régulière et les simulations de scénarios d'urgence sont essentielles pour maintenir la compétence en RCP et défibrillation.

Chapitre 4:
PATHOLOGIES COURANTES ET PRISE EN CHARGE

Traumatismes

• Polytraumatismes

Les polytraumatismes font référence à des blessures graves qui affectent plusieurs régions ou systèmes du corps humain simultanément. Ces situations médicales d'urgence nécessitent une évaluation, une priorisation et une intervention rapides afin d'optimiser les chances de survie et de récupération du patient. Voici un aperçu détaillé de la prise en charge des polytraumatismes :

- Évaluation initiale
    - **ABCDE** : Cette évaluation est axée sur la protection des voies aériennes (Airway), la respiration (Breathing), la circulation (Circulation), le déficit neurologique (Disability) et l'exposition/environment (Exposure/Environment).
    - **Stabilisation** : La stabilisation immédiate des fonctions vitales est essentielle avant une évaluation plus approfondie.
- Évaluation secondaire
    - **Examen complet** : Cette phase consiste en un examen de la tête aux pieds pour identifier toutes les blessures.
    - **Imagerie** : Des radiographies, un scanner ou une échographie peuvent être nécessaires pour une évaluation plus précise.

- Gestion des voies aériennes et de la respiration
  - L'intubation peut être nécessaire pour protéger les voies aériennes ou assurer une ventilation adéquate.
  - Les traumatismes thoraciques, comme un pneumothorax ou un hémopneumothorax, peuvent nécessiter une thoracostomie ou la pose d'un drain thoracique.
- Gestion de la circulation
  - Le contrôle des saignements externes à l'aide de compressions, de pansements ou de garrots.
  - Les saignements internes peuvent nécessiter une intervention chirurgicale ou radiologique pour la stabilisation.
- Evaluation et gestion neurologique
  - Surveillance et stabilisation de la fonction neurologique, évaluation du niveau de conscience.
  - Prévention des lésions secondaires dues à l'œdème cérébral ou à l'hypoxie.
- Gestion des fractures
  - Immobilisation des fractures pour prévenir les lésions supplémentaires et soulager la douleur.
  - Certaines fractures peuvent nécessiter une intervention chirurgicale pour la fixation.
- Autres interventions spécifiques
  - La prise en charge d'autres lésions, telles que des traumatismes abdominaux ou pelviens, des brûlures ou des traumatismes thermiques, dépend de la nature et de la gravité de chaque blessure.
- Surveillance post-traumatique
  - Les patients polytraumatisés nécessitent une surveillance étroite en unité de soins intensifs ou en unité de traumatologie.
  - La prise en charge de la douleur, la surveillance des signes vitaux, la prévention

des complications et la réévaluation régulière sont essentielles.

- Réhabilitation
  - Une fois stabilisés, les patients ont souvent besoin d'une rééducation physique, occupationnelle ou d'autres thérapies pour récupérer complètement ou s'adapter à de nouvelles limitations.
- Soutien psychosocial
- La prise en compte de l'impact psychologique d'un polytraumatisme est cruciale. Les patients peuvent avoir besoin d'une prise en charge psychologique ou d'un soutien pour faire face aux séquelles émotionnelles.

La prise en charge des polytraumatismes exige une approche multidisciplinaire, alliant expertise clinique, réactivité et coordination entre différents spécialistes pour assurer les meilleurs soins possibles.

• Traumatismes cranio-cérébraux

Les traumatismes cranio-cérébraux (TCC) se réfèrent à une blessure au cerveau résultant d'un traumatisme externe, qu'il s'agisse d'un impact direct à la tête ou d'une force de cisaillement à la suite d'une secousse rapide. Ils vont des commotions légères aux blessures cérébrales graves et peuvent avoir des conséquences à vie. Comprendre la gravité, l'évaluation et la prise en charge est essentiel pour tout professionnel de la santé, en particulier dans un environnement d'urgence.

- Étiologie et mécanisme
  - **Causes courantes** : Accidents de la route, chutes, actes de violence, accidents sportifs.

- **Mécanismes** : Contusion directe, coup et contre-coup, lésions par cisaillement (diffusion axonale).
- Classification
  - **Léger** : Connu aussi sous le nom de commotion cérébrale. Souvent, pas de perte de conscience ou une perte de courte durée.
  - **Modéré** : Perte de conscience de quelques minutes à quelques heures, confusion possible pendant plusieurs jours ou semaines.
  - **Grave** : Perte de conscience ou amnésie prolongée, risque élevé de complications.
- Symptômes et signes cliniques
  - Maux de tête, vertiges, nausées.
  - Troubles de la vision, sensibilité à la lumière ou au bruit.
  - Difficultés de concentration ou de mémoire.
  - Changements d'humeur ou de comportement.
- Évaluation et diagnostics
  - **Évaluation initiale ABCDE** : Comme avec tous les traumatisés, la stabilisation initiale est primordiale.
  - **Glasgow Coma Scale (GCS)** : Un outil standard pour évaluer le niveau de conscience.
  - **Imagerie** : Scanner cérébral pour identifier les hémorragies, fractures ou autres lésions.
- Prise en charge initiale
  - Stabilisation des voies aériennes, de la respiration et de la circulation.
  - Immobilisation cervicale en cas de suspicion de lésion de la colonne cervicale.
  - Réduction de l'œdème cérébral avec des médicaments comme les mannitols.
  - Surveillance neurologique stricte.

- Complications possibles
  - Hématomes intracrâniens : épiduraux, sous-duraux, intraparenchymateux.
  - Œdème cérébral.
  - Infections, si le crâne est ouvert ou fracturé.
  - Saisies.
- Réhabilitation et suivi
  - Évaluation neurologique continue.
  - Physiothérapie, orthophonie, et ergothérapie.
  - Counseling ou thérapie pour les troubles émotionnels ou comportementaux.
  - Education du patient et de la famille sur les signes de complications ou de détérioration.
- Prévention
  - Port de casques lors de la pratique de sports ou d'activités à risque.
  - Mesures de sécurité routière.
  - Prévention des chutes, surtout chez les personnes âgées.

La prise en charge des TCC exige une vigilance et une expertise cliniques approfondies. Alors que beaucoup se rétablissent complètement d'une commotion légère, les TCC graves peuvent avoir des répercussions à long terme, nécessitant une prise en charge multidisciplinaire pour optimiser la récupération.

Affections médicales aiguës

• Infarctus du myocarde

L'infarctus du myocarde, couramment appelé crise cardiaque, résulte d'une interruption de l'apport sanguin à une partie du muscle cardiaque, entraînant une ischémie et une nécrose tissulaire. Cette affection médicale aiguë est une cause majeure de morbidité et de mortalité à travers le monde. La rapidité de la prise en charge et la précision du diagnostic sont essentielles pour optimiser les résultats pour le patient.

- Étiologie et pathophysiologie
  - **Causes courantes** : Occlusion d'une artère coronaire par un caillot, souvent suite à la rupture d'une plaque d'athérosclérose.
  - **Ischémie et nécrose** : Perte d'apport en oxygène provoquant une souffrance cellulaire, puis la mort des cellules myocardiques.
- Présentation clinique
  - Douleur thoracique, souvent décrite comme une pression ou un écrasement.
  - Irradiation de la douleur vers le bras gauche, la mâchoire, le dos ou l'épaule.
  - Essoufflement, transpiration, nausées, vertiges.
- Diagnostic
  - **Électrocardiogramme (ECG)** : Dévoile des anomalies spécifiques à l'ischémie ou à l'infarctus.
  - **Dosages sanguins** : Augmentation des enzymes cardiaques comme la troponine.
  - **Autres investigations** : Échocardiographie, angiographie coronaire.
- Prise en charge initiale
  - **Traitement médicamenteux** : Aspirine, nitrates, bêtabloquants, anticoagulants.
  - **Reperfusion** : Thrombolyse ou angioplastie primaire pour restaurer le flux sanguin.
- Gestion à long terme
  - Médicaments : Statines, inhibiteurs de l'ECA, antiplaquettaires.
  - Modifications du mode de vie : Alimentation équilibrée, arrêt du tabac, exercice physique.
  - Réadaptation cardiaque : Programme supervisé pour améliorer la capacité

cardiorespiratoire et réduire les facteurs de risque.

- Complications
  - Insuffisance cardiaque : Incapacité du cœur à pomper efficacement.
  - Arythmies : Rythmes cardiaques anormaux, qui peuvent être mortels.
  - Rupture cardiaque : Rupture du muscle cardiaque ou de la paroi.
- Prévention
  - Contrôle des facteurs de risque : Hypertension, hypercholestérolémie, diabète.
  - Éducation du public : Reconnaissance des symptômes et intervention rapide.
- Support émotionnel et psychosocial
  - Le soutien pour traiter l'anxiété, la dépression, ou le stress post-traumatique qui peut survenir après un infarctus.
  - Conseils pour les patients et les familles sur le retour à une vie normale, y compris la reprise de l'activité physique et des relations intimes.

L'infarctus du myocarde est une urgence médicale qui nécessite une intervention rapide et efficace. La prévention, le dépistage précoce et une prise en charge globale sont essentiels pour améliorer la qualité de vie des patients et réduire le risque de complications futures.

• AVC

L'accident vasculaire cérébral, communément appelé AVC, survient lorsque l'apport sanguin vers une partie du cerveau est interrompu, provoquant une ischémie des cellules nerveuses qui peut entraîner une perte rapide de la fonction cérébrale. L'AVC est une urgence médicale, et une prise en charge rapide peut réduire considérablement les dégâts cérébraux et les complications.

- Étiologie et pathophysiologie
  - **AVC ischémique** : Causé par l'occlusion d'une artère cérébrale. Il s'agit du type le plus courant.
  - **AVC hémorragique** : Résulte d'une rupture d'un vaisseau sanguin dans le cerveau.
  - **Facteurs de risque** : Hypertension, tabagisme, athérosclérose, fibrillation auriculaire.
- Présentation clinique
  - Faiblesse ou paralysie d'un côté du corps.
  - Difficulté à parler ou à comprendre.
  - Troubles de la vision.
  - Perte d'équilibre ou de coordination.
  - Mal de tête soudain et intense.
- Diagnostic
  - **Évaluation initiale** : FAST (Face, Arm, Speech, Time) pour une évaluation rapide.
  - **Imagerie** : Tomodensitométrie (TDM) ou IRM du cerveau.
  - **Autres investigations** : ECG, échographie carotidienne.
- Prise en charge initiale
  - **Pour l'AVC ischémique** : Thrombolyse, anticoagulants.
  - **Pour l'AVC hémorragique** : Contrôle de la pression artérielle, chirurgie éventuelle pour soulager la pression intracrânienne.
- Rééducation et récupération
  - Kinésithérapie pour améliorer la mobilité et la force.
  - Ergothérapie pour retrouver l'indépendance dans les activités quotidiennes.
  - Orthophonie pour les troubles du langage.
- Complications
  - Atrophie musculaire.
  - Troubles de la déglutition.

- Dépression post-AVC.
- Prévention secondaire
  - Contrôle des facteurs de risque : médication antihypertensive, statines.
  - Chirurgie : comme l'endartériectomie carotidienne pour certaines sténoses.
  - Éducation du patient : régime alimentaire, exercice, arrêt du tabagisme.
- Soutien psychologique
  - Aider les patients et leurs familles à s'adapter aux changements de vie.
  - Groupes de soutien pour les patients et les aidants.
- Reprise de la vie quotidienne
  - Conseils sur la reprise de la conduite, du travail et des activités sociales.
  - Sensibilisation à l'importance de la surveillance médicale continue.

L'AVC est une affection qui peut profondément bouleverser la vie des patients et de leurs familles. Une prise en charge précoce, une réhabilitation complète et un soutien continu peuvent aider à maximiser la récupération et à améliorer la qualité de vie après un AVC. La prévention est primordiale, et il est essentiel de sensibiliser le public aux signes avant-coureurs et à l'importance de consulter rapidement en cas de symptômes.

• Crises d'asthme

L'asthme est une maladie chronique des voies respiratoires caractérisée par une inflammation et une constriction des bronches, entraînant des épisodes récurrents d'essoufflement, de sifflements thoraciques, de toux et d'oppression thoracique. Ces symptômes peuvent varier en intensité et, dans les cas graves, peuvent entraîner une crise d'asthme potentiellement mortelle.

- Étiologie et pathophysiologie
  - **Déclencheurs communs** : Allergènes, infections respiratoires, exercice, air froid, stress.
  - **Réaction inflammatoire** : Libération de médiateurs chimiques causant un œdème, une production de mucus et une constriction bronchique.
- Présentation clinique
  - Essoufflement.
  - Sifflements à l'expiration.
  - Toux, souvent nocturne.
  - Sensation d'oppression thoracique.
- Diagnostic
  - **Historique médical** : Fréquence, durée, déclencheurs.
  - Exploration fonctionnelle respiratoire (EFR) : Mesure du volume d'air inspiré et expiré.
  - **Test de réversibilité** : Mesure de l'amélioration avec un bronchodilatateur.
- Prise en charge initiale en cas de crise
  - Bronchodilatateurs d'action rapide : Comme le salbutamol.
  - **Oxygène** : Si la saturation en oxygène est basse.
  - **Corticoïdes systémiques** : Pour réduire l'inflammation dans les cas graves.
  - **Surveillance** : Évaluation régulière des signes vitaux, du travail respiratoire et de la saturation en oxygène.
- Traitement à long terme
  - Bronchodilatateurs à longue action : Comme le formotérol.
  - **Anti-inflammatoires inhalés** : Comme les corticostéroïdes.
  - **Éviction des déclencheurs** : Contrôle des allergènes, cessation du tabagisme.

- Complications
  - Statut asthmatique : Crise d'asthme sévère ne répondant pas au traitement initial.
  - Insuffisance respiratoire.
- Prévention
  - Plan d'action pour l'asthme : Établissement d'un plan écrit pour reconnaître et traiter une exacerbation précoce.
  - Vaccinations : Comme le vaccin antigrippal.
  - Éducation : Techniques d'inhalation, reconnaissance des symptômes.
- Soutien psychosocial
  - Gérer l'anxiété et le stress associés à l'asthme.
  - Groupes de soutien pour les patients et leurs familles.
- Importance de l'auto-surveillance
  - Utilisation du débitmètre de pointe pour suivre la fonction pulmonaire à domicile.
  - Journal des symptômes pour identifier et éviter les déclencheurs.

La crise d'asthme est une urgence médicale qui nécessite une intervention rapide. La compréhension et la gestion de la maladie sont essentielles pour prévenir les exacerbations, améliorer la qualité de vie et réduire le risque de complications. L'éducation du patient et un partenariat solide entre le patient et le professionnel de santé sont la clé d'une prise en charge réussie.

Chapitre 5:
LA COMMUNICATION
EN SITUATION D'URGENCE

La collaboration
avec l'équipe médicale

• Travailler avec les médecins

Dans un milieu aussi complexe et dynamique que celui des urgences, la collaboration étroite entre infirmiers et médecins est primordiale. Un travail d'équipe efficace peut significativement améliorer la prise en charge du patient, la sécurité et la qualité des soins, tout en contribuant à un environnement de travail harmonieux.

- Comprendre les rôles respectifs
  - **Infirmiers** : Surveillance clinique, administration des médicaments, éducation du patient, coordination des soins.
  - **Médecins** : Diagnostic, décision thérapeutique, procédures invasives.
- Communication efficace
  - **SBAR (Situation, Background, Assessment, Recommendation)** : Un outil structuré pour faciliter la transmission d'informations.
  - **Écoute active** : Comprendre la perspective de l'autre, poser des questions et clarifier les doutes.
- Décision collégiale
  - **Concertation** : Discuter des plans de soins complexes ou des cas incertains.

- **Échanges constructifs** : Apporter des idées basées sur l'expérience et les connaissances respectives.
- Respect mutuel
  - **Reconnaître l'expertise** : Valoriser la contribution unique de chaque professionnel.
  - **Gestion des conflits** : Aborder les désaccords avec ouverture et recherche de solutions conjointes.
- Formation continue conjointe
  - **Séances cliniques** : Présentations de cas, mises à jour sur les pratiques émergentes.
  - **Simulations** : Entrainements aux situations d'urgence, renforçant la collaboration.
- Soutien en cas d'incidents
  - **Débriefings** : Discuter des cas difficiles ou des événements indésirables.
  - **Soutien émotionnel** : Reconnaître le stress et l'épuisement, offrir une oreille attentive.
- Répartition des responsabilités
  - **Délégation** : Savoir quand et comment déléguer certaines tâches ou responsabilités.
  - **Autonomie de l'infirmier** : Reconnaître et soutenir les compétences et la prise de décision de l'infirmier.
- Interdisciplinarité
  - **Collaboration avec d'autres professionnels** : Pharmaciens, travailleurs sociaux, kinésithérapeutes, etc.
  - **Réunions pluridisciplinaires** : Favoriser une vision holistique du patient.

Travailler en synergie avec les médecins est un pilier fondamental pour offrir des soins optimaux en milieu d'urgence. Cela demande une communication transparente, du respect mutuel, et une volonté partagée d'apprendre les uns des autres. En cultivant ces relations, infirmiers et médecins peuvent non seulement améliorer les soins prodigués, mais aussi enrichir leur propre expérience professionnelle.

• La synergie avec les autres infirmiers

Dans un environnement aussi trépidant et imprévisible que le service des urgences, la cohésion et la collaboration entre infirmiers sont essentielles. Cette synergie renforce la qualité des soins, optimise les ressources et crée une atmosphère de travail où chaque membre se sent valorisé et soutenu.

- La complémentarité des compétences
  - **Reconnaître les forces de chacun** : Certains infirmiers peuvent avoir des compétences spécialisées ou une expérience particulière.
  - **Apprendre les uns des autres** : Bénéficier des connaissances et astuces partagées par des collègues plus expérimentés.
- Communication ouverte et transparente
  - **Échanges réguliers** : Partager les informations sur les patients, les changements de protocoles ou les défis rencontrés.
  - **Feedback constructif** : Encourager une culture de feedback pour l'amélioration continue.
- Soutien mutuel
  - **Couverture pendant les pauses** : Assurer la surveillance des patients de collègues pendant leurs temps de repos.
  - **Aide en période d'affluence** : Venir en aide spontanément à un collègue débordé.
- Planification et coordination
  - **Répartition des tâches** : Se répartir les responsabilités en fonction des compétences, des préférences et du nombre de patients.

- **Transitions de soins** : Assurer une passation claire lors des changements d'équipe.
- Développement professionnel
  - **Formation en groupe** : Organiser des sessions d'apprentissage conjointes.
  - **Mentorat** : Les infirmiers expérimentés peuvent guider et conseiller les nouveaux venus.
- Gestion des conflits
  - **Résolution proactive** : Aborder les désaccords de manière ouverte et respectueuse.
  - **Médiation** : Faire appel à un tiers, comme un responsable d'équipe, pour faciliter la résolution des conflits.
- Célébration des réussites
  - **Reconnaissance mutuelle** : Complimenter un collègue pour un travail bien fait.
  - **Événements d'équipe** : Organiser des moments de détente pour renforcer la cohésion.
- Bien-être et soutien émotionnel
  - **Partage des émotions** : Discuter des cas difficiles ou des événements stressants.
  - **Encouragement mutuel** : Se soutenir dans les moments difficiles, rappeler l'importance de prendre soin de soi.

La synergie entre infirmiers renforce non seulement la qualité des soins mais aussi la satisfaction professionnelle de chacun. Dans le tourbillon des urgences, cette solidarité est le ciment qui permet à l'équipe de rester soudée, efficace et résiliente.

Communiquer avec les patients et les familles

• La compassion face à la douleur

La douleur, qu'elle soit physique, émotionnelle ou psychologique, est une expérience universelle et profondément humaine. Dans le contexte des urgences, où les patients arrivent souvent dans des situations de détresse aiguë, la compassion est une pierre angulaire des soins infirmiers. Elle transcende le simple acte médical pour toucher l'essence de l'humanité du patient.

- Comprendre la douleur
  - **La complexité de la douleur** : Reconnaître que la douleur est subjective et qu'elle peut être influencée par des facteurs physiologiques, psychologiques et sociaux.
  - **Les types de douleur** : Différencier la douleur aiguë, chronique, neuropathique, somatique, etc.
- Écoute et validation
  - **Présence attentive** : Accorder une attention totale au patient lorsqu'il exprime sa douleur.
  - **Validation des sentiments** : Reconnaitre et valider l'expérience du patient sans jugement.
- Évaluation holistique de la douleur
  - **Échelles de douleur** : Utiliser des outils standardisés pour évaluer l'intensité de la douleur.
  - **Recherche des causes sous-jacentes** : Comprendre les facteurs déclenchants ou aggravants.
- Interventions pour la gestion de la douleur
  - **Interventions pharmacologiques** : Médicaments analgésiques, anti-inflammatoires, adjuvants.

- **Interventions non pharmacologiques** : Techniques de relaxation, distraction, thérapies manuelles.
- Le rôle de l'empathie
  - **Se mettre à la place du patient** : Imaginer ce que le patient ressent pour adapter sa réponse.
  - **Éviter le burnout compassionnel** : Prendre conscience de ses propres émotions et savoir quand demander de l'aide.
- La communication thérapeutique
  - **Techniques d'entretien** : Poser des questions ouvertes, reformuler, utiliser le toucher de manière appropriée.
  - **Gérer les émotions fortes** : Offrir du soutien lorsque le patient exprime de la colère, de la frustration ou de la peur.
- La dimension spirituelle et culturelle de la douleur
  - **Respect des croyances** : Comprendre comment la culture ou la spiritualité peuvent influencer la perception de la douleur.
  - **Adaptation des soins** : Tenir compte des préférences et croyances du patient dans la prise en charge.
- Autosoin et résilience
  - **Reconnaître les signes d'épuisement** : Fatigue, irritabilité, détachement.
  - **Stratégies de préservation** : Techniques de relaxation, supervision, partage d'expériences avec des collègues.

La compassion face à la douleur est un équilibre délicat entre la volonté de soulager et la capacité à rester émotionnellement stable. Pour les infirmiers en urgences, la capacité à apporter une réponse compatissante face à la douleur est essentielle pour fournir des soins de qualité tout en préservant leur propre bien-être.

• Gérer l'angoisse des proches

L'angoisse des proches, lorsqu'ils accompagnent un patient aux urgences, est palpable et compréhensible. Face à l'incertitude, à la peur et souvent à l'impuissance, ces émotions peuvent interférer avec la prise en charge du patient et le bien-être de l'équipe soignante. Gérer cette angoisse est essentiel non seulement pour le confort des proches, mais aussi pour le bon déroulement des soins.

- Reconnaissance et validation
  - **Accueil chaleureux** : Une première impression apaisante peut désamorcer de nombreuses inquiétudes.
  - **Validation des émotions** : Reconnaître et accepter les sentiments des proches sans jugement.
- Communication transparente
  - **Mise à jour régulière** : Informer les proches des étapes de prise en charge, même si rien de significatif n'a changé.
  - **Écoute active** : Donner l'opportunité aux proches d'exprimer leurs préoccupations et questions.
- Éducation et information
  - **Explications simples et claires** : Utiliser un langage accessible pour expliquer les procédures ou l'état du patient.
  - **Supports écrits** : Fournir des brochures ou des feuillets d'information sur les procédures courantes ou les pathologies en question.
- Espace dédié
  - **Salle d'attente confortable** : Un environnement paisible peut réduire l'anxiété.
  - **Salles de repos** : Proposer des espaces pour se reposer, se ressourcer, ou prendre un moment loin du bruit et de l'agitation.

- Intervention de professionnels dédiés
    - **Travailleurs sociaux** : Pour offrir un soutien psychosocial ou des ressources adaptées.
    - **Psychologues** : Intervenir lors de situations particulièrement traumatisantes.
- Gestion des situations conflictuelles
    - **Techniques de désamorçage** : Approcher les situations tendues avec calme et assurance.
    - **Protocoles de sécurité** : Savoir quand et comment faire appel à la sécurité ou aux forces de l'ordre.
- Implication dans les soins
    - **Participation aux soins** : Permettre aux proches de participer, lorsque cela est possible, aux soins de base ou au confort du patient.
    - **Soutien dans les décisions** : Impliquer les proches dans les discussions sur les choix thérapeutiques.
- Préparation à la sortie ou au transfert
    - **Explications claires** : Informer les proches des étapes suivantes, qu'il s'agisse d'un transfert, d'une hospitalisation ou d'une sortie.
    - **Coordination avec d'autres services** : Assurer une transition en douceur vers d'autres départements ou institutions.

Gérer l'angoisse des proches exige une combinaison de compétences en communication, d'empathie et de connaissances techniques. Le défi pour les infirmiers est de trouver cet équilibre, de s'assurer que les proches se sentent soutenus et informés, tout en préservant la qualité et l'efficacité des soins apportés au patient.

Chapitre 6:
GÉRER LE STRESS
ET ÉVITER LE BURNOUT

Comprendre
les sources de stress aux urgences

Le service des urgences est un environnement particulièrement intense, où les décisions doivent souvent être prises rapidement et où les situations peuvent évoluer en un instant. Comprendre les sources de stress spécifiques à ce milieu est essentiel pour mieux les gérer et préserver le bien-être des professionnels de santé.

- Afflux de patients
  - **Pics d'activité** : Certaines périodes, comme les weekends ou les vacances, peuvent voir un afflux massif de patients.
  - **Attentes prolongées** : La pression de voir des salles d'attente remplies et des patients attendant longtemps peut être épuisante.
- Gravité des cas
  - **Situations critiques** : Traiter des patients dans des situations de vie ou de mort met le personnel en état d'alerte constante.
  - **Décisions lourdes de conséquences** : Chaque décision, surtout en cas de patients critiques, peut avoir des implications profondes.
- Complexité des cas
  - **Patients poly-pathologiques** : Gérer plusieurs problématiques médicales simultanément demande une vigilance accrue.

- **Manque d'antécédents** : La méconnaissance du passé médical d'un patient peut compliquer le diagnostic et le traitement.
- Facteurs émotionnels
  - **Relations avec les patients et leurs familles** : Les émotions des proches, la peur, l'angoisse ou la colère peuvent affecter le personnel.
  - **Situations traumatisantes** : Être témoin de souffrances, de décès ou d'événements tragiques a un impact émotionnel.
- Pressions logistiques
  - **Manque de ressources** : Une pénurie d'équipements, de lits ou de personnel peut augmenter la pression.
  - **Rotation rapide** : La nécessité de libérer des lits rapidement pour accueillir de nouveaux patients.
- Relations interprofessionnelles
  - **Collaboration avec différents spécialistes** : La nécessité de coordonner avec d'autres services ou médecins spécialistes.
  - **Dynamiques d'équipe** : Les tensions ou les désaccords au sein de l'équipe peuvent être des sources de stress.
- Équilibre vie professionnelle / vie personnelle
  - **Horaires irréguliers** : Les quarts de nuit, les longues heures ou les astreintes peuvent perturber la vie personnelle.
  - **Charge mentale** : Emmener du travail à la maison, que ce soit physiquement ou émotionnellement.
- Environnement physique
  - **Bruit et agitation** : Le constant va-et-vient, les alarmes et l'agitation générale peuvent être éprouvants.

- **Exigences physiques** : Debout pendant de longues périodes, soulever des patients, effectuer des gestes répétitifs.

Comprendre ces sources de stress est la première étape pour développer des stratégies de gestion et de résilience. En reconnaissant les défis spécifiques du service des urgences, les professionnels de santé peuvent mieux se préparer, s'adapter et chercher le soutien nécessaire pour maintenir une pratique saine et durable.

Techniques de relaxation et de décompression

Après des heures passées à gérer des situations d'urgence, l'infirmier peut ressentir un niveau élevé de tension physique et mentale. Il est essentiel d'apprendre à se détendre et à décompresser pour préserver son bien-être et sa capacité à fournir des soins de qualité. Voici des techniques et des méthodes efficaces pour favoriser la relaxation et la décompression:

- Respiration profonde
    - **Technique du 4-7-8** : Inspirez par le nez pendant 4 secondes, retenez votre respiration pendant 7 secondes, puis expirez par la bouche pendant 8 secondes. Cette méthode est excellente pour calmer l'esprit rapidement.
    - **Respiration abdominale** : Concentrez-vous sur la respiration avec votre abdomen plutôt qu'avec votre poitrine pour une relaxation maximale.
- Méditation et pleine conscience
    - **Méditation guidée** : Utilisez des applications ou des enregistrements pour suivre une séance de méditation.

- **Pleine conscience** : Soyez présent dans l'instant, observez vos sensations, vos pensées, sans jugement.
- Exercice physique
  - **Yoga** : Les postures et la respiration du yoga peuvent aider à libérer la tension musculaire et à calmer l'esprit.
  - **Marche rapide ou jogging** : L'exercice cardiovasculaire libère des endorphines, qui sont de puissants analgésiques naturels.
- Techniques de visualisation
  - **Visualisation guidée** : Imaginez-vous dans un lieu paisible, comme une plage ou une forêt, pour échapper à l'agitation du moment.
  - **Visualisation positive** : Concentrez-vous sur des résultats positifs et des scénarios heureux pour élever votre humeur.
- Détente musculaire progressive
  - Apprenez à tendre puis à relâcher chaque groupe musculaire, en commençant par les orteils et en remontant jusqu'à la tête.
- Écriture réflexive
  - **Journal de gratitude** : Notez chaque jour trois choses pour lesquelles vous êtes reconnaissant.
  - **Journal de décompression** : Écrivez vos expériences, vos sentiments et vos pensées pour les externaliser.
- Écoute de la musique
  - Privilégiez des mélodies apaisantes ou des sons de la nature pour favoriser la détente. La musique que vous aimez peut aussi vous remonter le moral.
- Techniques d'auto-massage
  - **Massage des tempes** : Idéal pour soulager les maux de tête.

- **Massage des mains et des poignets** : Utile pour les infirmiers qui effectuent des tâches manuelles répétitives.
- Pauses régulières
  - Prenez de courtes pauses pour étirer le corps, fermer les yeux, ou simplement respirer profondément.
- Bains chauds et douches
- La chaleur détend les muscles et procure un sentiment de bien-être.
- Thérapies alternatives
- **Acupuncture** : Peut aider à soulager le stress et la tension.
- **Aromathérapie** : L'utilisation d'huiles essentielles comme la lavande ou la camomille peut avoir un effet apaisant.

L'important est de reconnaître quand vous avez besoin de décompresser et de prendre le temps de le faire. Intégrer ces techniques dans votre routine quotidienne peut aider à prévenir le burn-out et à améliorer votre qualité de vie à la fois au travail et en dehors.

La supervision et le soutien entre collègues

Le service des urgences est un environnement où les situations stressantes et imprévisibles sont monnaie courante. Dans ce contexte, la supervision et le soutien entre collègues sont cruciaux pour garantir une prise en charge de qualité des patients tout en préservant la santé mentale et émotionnelle des soignants.

- L'importance de la supervision:
  - **Apprentissage continu**: La supervision permet aux infirmiers moins expérimentés de

bénéficier des connaissances et de l'expertise de leurs collègues plus aguerris.

- **Amélioration des pratiques**: Grâce à la supervision, les soignants peuvent ajuster et améliorer leurs techniques et approches cliniques.
- **Prévention des erreurs**: Une deuxième paire d'yeux ou une seconde opinion peut aider à éviter des erreurs médicales.

- La valeur du soutien mutuel:
  - **Émotions partagées**: Échanger sur des situations difficiles permet de ne pas porter seul le poids des émotions et des responsabilités.
  - **Conseils pratiques**: Les collègues peuvent offrir des astuces ou des techniques qui ont fait leurs preuves dans des situations similaires.
  - **Cohésion d'équipe**: Le fait de se soutenir mutuellement renforce la solidarité de l'équipe et favorise une meilleure collaboration.

- Modalités de supervision:
  - **Réunions régulières**: Organiser des moments dédiés pour échanger sur les pratiques, les cas complexes, et les difficultés rencontrées.
  - **Observation en temps réel**: Les infirmiers expérimentés peuvent observer et conseiller leurs collègues pendant la réalisation de gestes techniques.

- Créer un environnement de confiance:
  - **Communication ouverte**: Encourager les membres de l'équipe à partager leurs préoccupations et leurs questions sans crainte de jugement.

- **Respect mutuel**: Valoriser l'apport de chaque membre de l'équipe, quel que soit son niveau d'expérience.
- Stratégies de soutien émotionnel:
  - **Groupes de parole**: Organiser des séances où l'équipe peut parler de ses ressentis et de ses émotions.
  - **Écoute active**: Apprendre à écouter ses collègues sans les interrompre, et à leur offrir un espace pour s'exprimer.
- Formation continue:
  - **Workshops**: Organiser des ateliers pour partager les meilleures pratiques et les dernières avancées dans le domaine des soins d'urgence.
  - **Feedback constructif**: Fournir des retours bienveillants et constructifs pour permettre à chacun de progresser.
- Bien-être de l'équipe:
  - **Activités de détente**: Organiser des activités en dehors du travail pour renforcer la cohésion de l'équipe et permettre à chacun de décompresser.
  - **Sensibilisation au burn-out**: Être attentif aux signes de fatigue et d'épuisement professionnel, et encourager le dialogue à ce sujet.

La supervision et le soutien entre collègues sont essentiels pour garantir la qualité des soins tout en préservant le bien-être des soignants. Dans un environnement aussi exigeant que les urgences, prendre soin les uns des autres n'est pas seulement bénéfique, c'est vital.

Chapitre 7:
ÉTHIQUE ET DÉONTOLOGIE

Les principes de l'éthique médicale

L'éthique médicale guide le comportement des professionnels de la santé dans leur pratique quotidienne. Ces principes visent à garantir la qualité des soins, le respect du patient et la dignité humaine. Les urgences, avec leur nature imprévisible et leur rythme effréné, peuvent mettre à l'épreuve l'adhésion de l'équipe médicale à ces principes. Néanmoins, il est essentiel de les respecter pour préserver la confiance entre soignants et patients.

- Principe de l'autonomie:
    - **Respect des choix du patient**: Le patient a le droit de décider de son traitement après avoir été correctement informé.
    - **Consentement éclairé**: Avant toute intervention ou traitement, il est essentiel de s'assurer que le patient a bien compris et accepté les implications.
- Principe de bienfaisance:
    - **Agir pour le bien du patient**: Chaque action ou décision doit être prise dans l'intérêt du patient pour améliorer son état ou son bien-être.
    - **Promotion de la santé**: Au-delà des soins d'urgence, il convient de conseiller le patient sur les meilleures pratiques pour sa santé à long terme.

- Principe de non-malfaisance:
  - **Ne pas nuire**: Il est primordial d'éviter de causer des dommages ou des préjudices au patient, même dans le but de le traiter.
  - **Evaluation des risques et bénéfices**: Avant toute intervention, il est nécessaire de peser les avantages potentiels contre les risques associés.
- Principe de justice:
  - **Traitement équitable**: Chaque patient a droit à un niveau de soins équivalent, quelle que soit sa situation sociale, économique, ethnique, etc.
  - **Ressources limitées**: Dans un contexte d'urgences, où les ressources peuvent être limitées, il est essentiel de les distribuer de manière équitable.
- Confidentialité:
  - **Protection des données**: Toutes les informations relatives au patient doivent être gardées confidentielles, sauf dans des circonstances très spécifiques.
  - **Partage d'informations**: La communication entre professionnels de santé concernant un patient doit se faire dans le respect de sa vie privée.
- Honnêteté et vérité:
  - **Transparence**: Le patient doit être informé de manière claire et honnête sur son état, les options thérapeutiques, les risques et les pronostics.
  - **Reconnaissance des erreurs**: Si une erreur est commise, il est de la responsabilité du professionnel de la santé de l'admettre et d'en informer le patient.

- Professionnalisme:
    - **Formation continue**: Les professionnels de la santé doivent continuellement mettre à jour leurs connaissances et compétences.
    - **Limites de compétences**: Il est crucial de reconnaître ses propres limites et de demander de l'aide ou de rediriger le patient si nécessaire.
- Respect de la personne:
    - **Dignité humaine**: Chaque patient, indépendamment de son état ou de ses circonstances, mérite respect, empathie et considération.
    - **Sensibilité culturelle**: Il est important de tenir compte des croyances, valeurs et coutumes de chaque patient.

La pratique médicale aux urgences est complexe, mais ces principes éthiques fournissent un cadre solide pour naviguer à travers les défis et assurer que chaque décision est prise dans le meilleur intérêt du patient.

Dilemmes courants aux urgences

• La fin de vie et les soins palliatifs

Dans un service des urgences, les professionnels sont souvent confrontés à des situations de vie ou de mort, et parfois à la prise en charge de patients en phase terminale ou en fin de vie. Bien que les urgences soient principalement axées sur la stabilisation et la sauvegarde de la vie, il est essentiel de comprendre et d'intégrer la philosophie des soins palliatifs dans la prise en charge de ces patients.

- Comprendre la fin de vie:
  - **Définition**: Qu'est-ce que la fin de vie? Reconnaître les signes et les symptômes qui indiquent qu'un patient est en phase terminale.
  - **L'acceptation**: Pour le personnel, accepter la finitude de la vie peut être un défi, mais c'est essentiel pour offrir une prise en charge adaptée.
- Les soins palliatifs:
  - **Définition et objectifs**: Les soins palliatifs visent à améliorer la qualité de vie des patients et de leurs proches face aux conséquences d'une maladie potentiellement mortelle.
  - **Contrôle de la douleur**: La gestion de la douleur est centrale dans les soins palliatifs pour assurer un confort optimal au patient.
- Communication avec le patient et la famille:
  - **Délivrer les mauvaises nouvelles**: Comment aborder un diagnostic grave ou une évolution défavorable avec empathie et compassion.
  - **Soutien émotionnel**: Offrir un espace pour que le patient et sa famille puissent exprimer leurs sentiments, peurs et préoccupations.
- Décisions médicales en fin de vie:
  - **Les directives anticipées**: Comprendre les souhaits du patient concernant les traitements et les interventions en fin de vie.
  - **La non-réanimation**: Discuter et respecter les choix du patient quant à la non-intervention en cas d'arrêt cardiaque ou respiratoire.
- Aspects éthiques:
  - **Respect de la volonté du patient**: Même dans un contexte d'urgence, il est impératif de tenir compte des souhaits du patient en matière de fin de vie.

- **Limitation et arrêt des traitements**: Savoir quand et comment limiter ou cesser des traitements qui ne sont plus bénéfiques.
- Soutien psychologique:
  - **Grief anticipé**: Reconnaître et accompagner les émotions des proches qui vivent le deuil avant même le décès du patient.
  - **Deuil post-mortem**: Fournir des ressources et du soutien à la famille après le décès d'un proche.
- Soutien au personnel soignant:
  - **Gérer l'épuisement émotionnel**: Les urgences peuvent être éprouvantes, surtout lorsqu'on est confronté à des décès. Trouver des moyens de gérer le stress et le chagrin est crucial.
  - **Supervision et débriefing**: Offrir des espaces pour discuter des cas difficiles et des émotions associées.
- Collaboration avec l'équipe de soins palliatifs:
  - **Consultation**: Solliciter l'expertise de l'équipe de soins palliatifs pour une prise en charge optimale.
  - **Formation continue**: Se former régulièrement aux principes des soins palliatifs et à leur intégration dans un contexte d'urgence.

La prise en charge de patients en fin de vie dans un service d'urgence nécessite une approche multidimensionnelle, centrée sur le patient, qui allie compétences médicales, éthiques et relationnelles. En intégrant les principes des soins palliatifs, le personnel des urgences peut offrir une prise en charge respectueuse, digne et compatissante à ces patients et à leurs familles.

• La prise en charge des cas de violence ou d'abus

Dans un service des urgences, les infirmiers peuvent être confrontés à des patients qui ont été victimes de violence ou d'abus. Cette prise en charge est délicate et nécessite une approche spécifique, à la fois médicale, psychologique et sociale. Elle vise à protéger le patient, à traiter ses blessures et à l'orienter vers les ressources adaptées.

- Reconnaître les signes de violence ou d'abus:
    - **Signes physiques**: Blessures, contusions, fractures, brûlures, qui peuvent indiquer un abus physique.
    - **Signes psychologiques**: Anxiété, dépression, changements de comportement, troubles du sommeil, qui peuvent révéler un abus émotionnel ou psychologique.
    - **Signes d'abus sexuels**: Traumatismes génitaux, infections sexuellement transmissibles, comportement sexuel inapproprié pour l'âge.
- Approche initiale:
    - **Créer un environnement sûr**: Assurer la confidentialité et l'intimité pour le patient.
    - **Ecoute bienveillante**: Laisser le patient s'exprimer sans le presser, sans jugement ni préjugés.
- Évaluation médicale:
    - **Examen physique complet**: Identifier et documenter toutes les blessures.
    - **Examens complémentaires**: Radiographies, tests sanguins, prélèvements en cas de suspicion d'abus sexuel.
- Prise en charge psychologique:
    - **Évaluation de la détresse psychologique**: Déterminer le niveau de stress post-traumatique, d'anxiété ou de dépression.

- **Orientation vers un psychologue ou psychiatre**: Pour une prise en charge spécialisée si nécessaire.
- Protection du patient:
  - **Signalement**: Si l'abus est confirmé ou fortement suspecté, il peut être nécessaire de le signaler aux autorités compétentes.
  - **Mise en sécurité**: Si le patient est en danger, envisager une mise à l'abri ou une hospitalisation.
- Soutien social:
  - **Orientation vers des associations spécialisées**: Elles peuvent offrir une aide juridique, psychologique et sociale.
  - **Accompagnement dans les démarches administratives**: Dépôt de plainte, démarches judiciaires, etc.
- Prise en charge à long terme:
  - **Suivi médical régulier**: Pour traiter les séquelles physiques et psychologiques.
  - **Thérapies spécifiques**: Psychothérapies, groupes de parole, pour aider le patient à surmonter le traumatisme.
- Formation et prévention:
  - **Sensibilisation du personnel**: Former régulièrement le personnel des urgences à la reconnaissance et à la prise en charge des violences et abus.
  - **Campagnes de prévention**: Participer à des campagnes de sensibilisation pour prévenir la violence et l'abus dans la communauté.

La prise en charge des patients victimes de violence ou d'abus aux urgences est un défi majeur qui nécessite une approche globale et multidisciplinaire. Elle implique non seulement des compétences médicales, mais aussi une grande sensibilité, une écoute active et une collaboration étroite avec d'autres professionnels et organismes spécialisés.

Chapitre 8:
LA TECHNOLOGIE
AU SERVICE DES URGENCES

Les outils de diagnostic avancés

• Échographie point-of-care

L'échographie Point-of-Care (POCUS) est devenue un outil inestimable dans la prise en charge des patients au service des urgences. Elle permet aux infirmiers et médecins d'avoir une visualisation en temps réel des organes et structures internes du patient, offrant ainsi un avantage diagnostique sans égal pour certaines conditions.

- Introduction à la POCUS:
    - **Définition**: Comprendre ce qu'est la POCUS et comment elle diffère des échographies traditionnelles.
    - **Avantages**: Rapidité, non-invasivité, utilisation au chevet du patient, amélioration de la prise de décision clinique.
- Bases techniques:
    - **Principes de l'échographie**: Comment fonctionne l'échographie et quels sont les principes sous-jacents.
    - **Manipulation de la sonde**: Techniques de base pour obtenir une bonne image.
    - **Interprétation des images**: Reconnaissance des structures normales et pathologiques.
- Applications cliniques courantes:
    - **Évaluation cardiaque**: Visualisation du cœur pour détecter des anomalies comme une tamponnade ou une hypovolémie.

- **Évaluation pulmonaire**: Recherche d'épanchements, pneumothorax ou signes d'œdème aigu du poumon.
- **Traumatologie**: Évaluation rapide des hémorragies internes, en particulier dans le contexte d'un traumatisme abdominal ou thoracique.
- **Évaluation abdominale**: Détection de l'ascite, évaluation de la vésicule biliaire, des reins ou de l'aorte abdominale.
- **Évaluation des vaisseaux**: Identification des thromboses veineuses profondes ou évaluation de l'état de la circulation.

- Limitations et pièges:
  - **Reconnaissance des artefacts**: Comprendre les images qui peuvent être trompeuses ou mal interprétées.
  - **Limites de l'examen**: Savoir quand la POCUS n'est pas l'outil approprié et quand d'autres modalités d'imagerie sont nécessaires.

- Intégration de la POCUS dans le flux de travail aux urgences:
  - **Quand utiliser la POCUS**: Identifier les situations où la POCUS est particulièrement utile.
  - **Documentation et archivage**: Assurer un suivi approprié des résultats et des interprétations.

- Formation et certification:
  - **Programmes de formation**: Où et comment obtenir une formation en POCUS pour les urgences.
  - **Certification et compétences**: Comprendre les standards et exigences pour pratiquer la POCUS de manière compétente.

- Éthique et légalité:
    - **Consentement du patient**: Assurer que les patients comprennent et consentent à l'examen.
    - **Risques légaux**: Comprendre les implications d'une mauvaise interprétation ou d'un mauvais diagnostic.

L'intégration de la POCUS au service des urgences a révolutionné la manière dont les professionnels de santé évaluent et traitent les patients. Elle offre un aperçu en temps réel de l'état interne du patient, ce qui est crucial dans un environnement où chaque seconde compte. Avec une formation appropriée et une utilisation judicieuse, la POCUS peut améliorer considérablement les soins aux urgences.

• Les moniteurs cardiaques et la télécardiologie

La surveillance cardiaque et la télécardiologie sont des outils essentiels dans le monde médical, permettant d'évaluer en temps réel l'état cardiaque des patients et de fournir une intervention rapide et adéquate, même à distance. Les urgences, en particulier, bénéficient de ces technologies pour la prise en charge des patients souffrant de troubles cardiaques.

- Introduction aux moniteurs cardiaques:
    - **Qu'est-ce qu'un moniteur cardiaque ?**: Comprendre les principes de base du monitorage cardiaque.
    - **Objectifs de la surveillance**: Détecter des arythmies, évaluer la fonction cardiaque, surveiller après une intervention ou un traitement.

- Technologies des moniteurs cardiaques:
    - **Électrocardiographie (ECG)**: Surveillance de l'activité électrique du cœur pour détecter des irrégularités.
    - **Oxymétrie de pouls**: Mesure de la saturation en oxygène dans le sang.
    - **Pression artérielle non invasive (PANI)**: Suivi de la tension artérielle à intervalles réguliers.
- Interprétation des données:
    - **Lire un ECG**: Identifier les différentes ondes et comprendre leur signification.
    - **Détecter des arythmies**: Savoir reconnaître les rythmes normaux et anormaux.
    - **Réagir aux alarmes**: Comprendre les seuils d'alerte et savoir comment intervenir.
- Introduction à la télécardiologie:
    - **Définition et enjeux**: Utilisation des technologies de communication pour fournir des soins cardiaques à distance.
    - **Applications**: Télésurveillance, interprétation à distance des ECG, consultations virtuelles avec des cardiologues.
- Avantages de la télécardiologie:
    - **Accès élargi aux spécialistes**: Pour les patients dans des zones reculées ou mal desservies.
    - **Réponse rapide**: Diminution du temps d'attente pour une interprétation ou une intervention.
    - **Suivi continu**: Les patients peuvent être surveillés à domicile, réduisant ainsi le besoin d'hospitalisations prolongées.
- Défis et préoccupations:
    - **Fiabilité de la technologie**: Assurer une transmission stable et sécurisée des données.

- **Formation**: S'assurer que le personnel est formé à l'utilisation de ces outils et peut les intégrer efficacement dans la prise en charge.
- Éthique et confidentialité:
  - **Protection des données**: Garantir la sécurité des informations médicales des patients.
  - **Consentement éclairé**: Assurer que les patients comprennent et consentent à la télésurveillance.
- Avenir de la télécardiologie:
  - **Innovations technologiques**: Regarder vers les futurs développements qui pourraient transformer la manière dont nous surveillons et traitons les patients.
  - **Expansion des services**: Envisager comment la télécardiologie pourrait se généraliser à d'autres domaines médicaux.

La combinaison du monitorage cardiaque et de la télécardiologie offre une opportunité exceptionnelle d'améliorer la qualité des soins cardiaques. Dans un monde de plus en plus connecté, ces outils permettent aux professionnels de santé d'être toujours à l'écoute du cœur de leurs patients, qu'ils soient à leurs côtés ou à des kilomètres de distance.

La télémédecine et les urgences

Dans l'ère numérique actuelle, la télémédecine est devenue un outil indispensable pour améliorer la qualité et l'efficacité des soins médicaux. Dans le contexte des urgences, elle offre des solutions innovantes pour répondre rapidement aux crises médicales et optimiser les ressources.

- Introduction à la télémédecine:
  - **Qu'est-ce que la télémédecine ?**: Définition, origines et principes fondamentaux.
  - **Types de télémédecine**: Télésurveillance, téléconsultation, télé-expertise et téléassistance.
- La valeur de la télémédecine en urgence:
  - **Accès aux spécialistes**: Connexion en temps réel avec des experts, même dans des zones éloignées ou sous-desservies.
  - **Réponse en temps réel**: Diagnostic et prise de décision accélérés pour des situations critiques.
  - **Optimisation des ressources**: Répartition efficace des patients, évitant les engorgements inutiles.
- Mise en œuvre de la télémédecine aux urgences:
  - **Équipement nécessaire**: Infrastructure technique, logiciels et équipements de communication.
  - **Protocoles de prise en charge**: Élaboration de procédures claires pour l'utilisation de la télémédecine.
  - **Formation du personnel**: Veiller à ce que l'équipe des urgences soit compétente et à l'aise avec les outils de télémédecine.
- Cas pratiques et études de cas:
  - **Accidents vasculaires cérébraux (AVC)**: Utilisation de la télémédecine pour une consultation rapide avec un neurologue spécialisé.
  - **Traumatismes et blessures**: Évaluation à distance pour déterminer le niveau de soins nécessaire.
  - **Situations rurales et isolées**: Lien avec des centres médicaux majeurs pour des situations complexes ou graves.

- Défis et préoccupations de la télémédecine en urgence:
  - **Fiabilité de la technologie**: Assurer des communications stables et de haute qualité.
  - **Confidentialité et sécurité**: Protection des données médicales et respect de la vie privée du patient.
  - **Questions légales et responsabilité**: Clarification des responsabilités en matière de télémédecine.
- Éthique et télémédecine:
  - **Consentement éclairé**: S'assurer que les patients comprennent et acceptent la téléconsultation.
  - **Qualité des soins**: Maintenir des normes élevées et garantir l'équité d'accès.
- Avenir de la télémédecine en urgence:
  - **Innovations technologiques**: Les progrès à venir et leur impact sur les urgences.
  - **Intégration dans les systèmes de santé**: Réflexions sur la manière dont la télémédecine pourrait remodeler l'ensemble du paysage médical.

Les urgences sont, par nature, des lieux où chaque seconde compte. La télémédecine offre l'opportunité d'optimiser ces précieuses secondes, en connectant les patients aux professionnels de santé avec une efficacité et une rapidité sans précédent. Alors que la technologie continue d'évoluer, il est essentiel que les professionnels des urgences soient à la pointe de ces changements, garantissant ainsi les meilleurs soins possibles à ceux qui en ont le plus besoin.

Systèmes d'information et gestion des patients

Les systèmes d'information (SI) ont révolutionné la manière dont les établissements de santé gèrent et traitent les données des patients. Dans un environnement d'urgence, ces systèmes sont d'autant plus cruciaux, offrant des solutions pour optimiser la prise en charge du patient, garantir la continuité des soins et améliorer l'efficacité opérationnelle.

- Introduction aux systèmes d'information:
    - **Définition et rôle du SI**: Comprendre l'importance des SI dans le monde médical moderne.
    - **Historique**: Évolution des SI de la documentation papier aux plateformes numériques avancées.
- Les avantages des SI aux urgences:
    - **Accès rapide aux dossiers médicaux**: Récupération instantanée des antécédents médicaux, allergies, traitements en cours, etc.
    - **Coordination des soins**: Communication améliorée entre les professionnels de santé pour une prise en charge intégrée.
    - **Suivi en temps réel**: Surveillance des lits disponibles, des horaires des interventions et des niveaux de médicaments.
- Composants clés des SI aux urgences:
    - **Dossiers médicaux électroniques (DME)**: Stockage numérique des informations médicales du patient.
    - Systèmes de gestion des admissions, des décharges et des transferts (ADT): Suivi du parcours du patient à travers l'établissement.
    - **Outils de triage et d'évaluation**: Aide à la priorisation des cas en fonction de la gravité.

- Interconnectivité et intégration:
  - **Interopérabilité**: Capacité des systèmes à échanger et utiliser des informations de manière transparente.
  - **Intégration avec d'autres départements**: Faciliter la communication avec la radiologie, les laboratoires, etc.
  - **Connexion avec d'autres établissements**: Partage d'informations pour les transferts ou les consultations spécialisées.
- Sécurité et confidentialité:
  - **Protection des données**: Mesures pour sécuriser les informations sensibles.
  - **Confidentialité patient**: Assurer le respect de la vie privée et des réglementations en matière de données médicales.
  - **Sauvegardes et récupération**: Protocoles en cas de défaillance du système ou de catastrophe.
- Formation et adaptation du personnel:
  - **Formation continue**: Veiller à ce que l'équipe soit à jour avec les nouvelles fonctionnalités ou mises à jour.
  - **Adoption de la technologie**: Surmonter les résistances et encourager une utilisation optimale des SI.
  - **Support technique**: Disponibilité d'une aide en cas de problèmes ou de questions.
- L'avenir des SI dans les urgences:
  - **Intelligence artificielle et analyse prédictive**: Prédire les tendances, comme les afflux de patients, en utilisant des données historiques.
  - **Télémédecine intégrée**: Connexion directe avec des spécialistes à distance via le SI.
  - **Portails patients**: Permettre aux patients d'accéder à leurs propres informations

médicales et de communiquer avec le personnel médical.

Les systèmes d'information sont donc le cœur battant des services d'urgence modernes, jouant un rôle crucial dans la coordination, l'efficacité et la qualité des soins. En intégrant la technologie dans les procédures d'urgence, les établissements peuvent garantir une prise en charge plus rapide, plus sûre et plus personnalisée pour chaque patient.

Chapitre 9:
ENJEUX INTERCULTURELS ET DIVERSITÉ

Comprendre et respecter la diversité culturelle

Dans un monde de plus en plus interconnecté et des sociétés toujours plus diversifiées, les services d'urgence sont souvent le point de rencontre de nombreuses cultures. La prise en charge des patients issus de divers horizons culturels nécessite une compréhension profonde et un respect authentique de leurs croyances, pratiques et besoins.

- La diversité culturelle: une réalité omniprésente:
  - **Définition de la diversité culturelle**: Comprendre ce que signifie "culture" et comment elle influence nos comportements et nos perceptions.
  - **Importance de la diversité dans le contexte médical**: Comment les différences culturelles peuvent influencer la perception de la douleur, la maladie, et la mort.
- Challenges liés à la diversité culturelle aux urgences:
  - **Barrières linguistiques**: Les difficultés de communication et les risques d'incompréhension.
  - **Croyances et pratiques médicales traditionnelles**: Comment elles peuvent entrer en conflit ou compléter la médecine occidentale.
  - **Concepts de pudeur et d'intimité**: Des normes différentes qui peuvent influencer le

confort du patient lors des examens physiques.

- Stratégies pour une prise en charge adaptée:
  - **Formation interculturelle pour le personnel**: Sensibiliser et former le personnel aux différentes cultures et aux défis potentiels.
  - **Interprètes médicaux**: Leur rôle crucial dans la facilitation de la communication.
  - **Matériel d'information multilingue**: Assurer que les patients et les familles comprennent les procédures, les droits et les responsabilités.
- Respect des rites et des croyances religieuses:
  - **Importance du spirituel dans les soins médicaux**: Comprendre les rituels autour de la maladie, la mort, et la guérison.
  - **Aménagements pratiques**: Adapter les procédures médicales pour respecter les interdictions ou obligations religieuses.
- La prise en compte de la dimension culturelle dans l'éthique médicale:
  - **Consentement éclairé**: S'assurer qu'il est donné dans le respect des croyances culturelles.
  - **Fin de vie**: Respecter les souhaits et croyances autour de la mort et du mourir.
  - **Rapport à la famille**: Dans certaines cultures, la famille joue un rôle central dans les décisions médicales.
- Construire la confiance et le respect mutuel:
  - **Écoute active**: Valoriser les inquiétudes et les besoins du patient.
  - **Empathie**: Se mettre à la place du patient pour mieux comprendre ses sentiments et ses préoccupations.
  - **Feedback**: Solliciter régulièrement des retours pour améliorer continuellement la prise en charge.

- L'avenir de la diversité culturelle aux urgences:
  - **Tendances démographiques**: L'évolution des populations et la nécessité d'adapter en permanence les services.
  - **Recherche et études de cas**: L'importance d'étudier la diversité culturelle pour optimiser les protocoles de prise en charge.

Les services d'urgence, par leur nature même, doivent être prêts à accueillir tout le monde, sans discrimination. Reconnaître, comprendre et respecter la diversité culturelle n'est pas simplement une obligation morale ou éthique, c'est une nécessité pour fournir des soins de qualité et assurer la sécurité et le bien-être des patients. C'est en embrassant cette diversité que les professionnels de la santé peuvent offrir une prise en charge holistique, empreinte de respect et d'humanité.

La communication interculturelle: défis et techniques

Le service des urgences, souvent comparé à une porte d'entrée du système de santé, est un lieu où les professionnels de la santé rencontrent une diversité de patients venant de différentes origines culturelles. Dans ce contexte, la communication interculturelle devient une compétence essentielle pour fournir des soins de qualité. Ce chapitre vise à explorer les défis liés à la communication interculturelle et à présenter des techniques pour les surmonter.

- Comprendre la communication interculturelle:
  - **Qu'est-ce que la communication interculturelle?**: Explorer le concept et son importance dans le contexte médical.

- **La dimension culturelle de la communication**: Comment la culture influence notre manière de communiquer, nos attentes et nos interprétations.
- Les défis majeurs de la communication interculturelle:
    - **Barrières linguistiques**: Les erreurs de traduction et d'interprétation peuvent avoir des conséquences graves en médecine.
    - **Différences dans les expressions non verbales**: Les gestes, le contact visuel et la proximité peuvent avoir des significations différentes selon les cultures.
    - **Divergences dans les systèmes de valeurs et les croyances**: Comment les conceptions culturelles de la santé, de la maladie et de la médecine influencent la communication.
- Techniques pour améliorer la communication interculturelle:
    - **Faire appel à des interprètes médicaux**: Non seulement pour la traduction littérale, mais aussi pour aider à naviguer dans les nuances culturelles.
    - **Écoute active**: Montrer de l'empathie, poser des questions ouvertes et reformuler pour s'assurer de bien comprendre.
    - **Validation**: S'assurer que le patient a bien compris les informations fournies.
    - **Utilisation de matériel visuel**: Les images et les schémas peuvent transcender les barrières linguistiques.
- Formation et sensibilisation:
    - **Programmes de formation en communication interculturelle**: Offrir aux professionnels de la santé les outils pour naviguer efficacement dans un environnement multiculturel.

- **Études de cas**: Analyser des situations réelles pour tirer des enseignements et améliorer les pratiques.
- L'importance du feedback:
    - **Évaluation régulière**: Recueillir des retours des patients et des familles pour améliorer continuellement la communication.
    - **Supervision et soutien entre collègues**: Partager les expériences, les réussites et les défis pour apprendre les uns des autres.
- Construire un environnement propice à la communication interculturelle:
    - **Affichage multilingue**: Assurer que les informations essentielles sont disponibles dans les principales langues parlées par les patients.
    - **Favoriser la diversité parmi le personnel**: Embaucher du personnel provenant de différentes cultures peut faciliter la communication et le rapport avec les patients.
- L'avenir de la communication interculturelle:
    - **Technologies et outils**: L'usage croissant de la télémédecine, des applications de traduction et d'autres innovations technologiques pour améliorer la communication.
    - **Recherche et développement**: L'importance de la recherche en communication interculturelle pour adapter les pratiques aux évolutions socioculturelles.

La communication interculturelle est une compétence indispensable dans le monde médical moderne, particulièrement dans un environnement aussi diversifié que les urgences. Elle nécessite une écoute attentive, une ouverture d'esprit et une volonté constante d'apprendre et de s'adapter. En fin de compte, une communication efficace est à la base de tout soin médical de qualité, garantissant la sécurité, le respect et la dignité de chaque patient.

Les spécificités des soins aux populations vulnérables

Les services d'urgence jouent un rôle essentiel dans la prise en charge des populations vulnérables. Qu'il s'agisse de personnes sans domicile, de réfugiés, de personnes âgées, d'enfants, de personnes handicapées ou d'autres groupes à risque, la prise en charge de ces patients présente des défis uniques et nécessite une sensibilité et une formation particulières. Ce chapitre détaille les spécificités de ces soins.

- Reconnaître la vulnérabilité:
    - **Définition et types de vulnérabilité**: Comprendre les multiples facettes de la vulnérabilité.
    - **Les facteurs de risque associés**: Sociaux, économiques, physiologiques, et psychologiques.
- Populations vulnérables et leurs besoins spécifiques:
    - **Personnes sans domicile fixe**: Les défis de l'accès aux soins, les problèmes de santé spécifiques, et la coordination des soins.
    - **Réfugiés et demandeurs d'asile**: Traumatismes, barrières linguistiques et culturelles, et l'importance d'une prise en charge holistique.
    - **Personnes âgées**: Fragilité, polypathologie, et la nécessité d'une évaluation globale.
    - **Enfants**: La prise en charge pédiatrique, les défis de la communication et les besoins psychosociaux.

- **Personnes avec handicap**: Adapter les soins à leurs besoins, garantir l'accessibilité et la communication adaptée.
- Communication adaptée et empathique:
  - **Techniques de communication spécifiques**: Adaptation selon le type de vulnérabilité.
  - **Établir la confiance**: L'importance de créer un environnement sécurisé pour ces patients.
- Approche multidisciplinaire:
  - **Coordination des soins**: Assurer la continuité des soins avec d'autres services et spécialités.
  - **Travail en réseau**: Intégration des travailleurs sociaux, des psychologues, et d'autres professionnels pour une prise en charge globale.
- Éthique médicale et populations vulnérables:
  - **Consentement éclairé**: Assurer que les patients comprennent les procédures tout en respectant leur autonomie.
  - **Confidentialité**: Préserver la dignité et la vie privée, surtout dans des situations de vulnérabilité.
- La formation pour la prise en charge des populations vulnérables:
  - **Programmes de sensibilisation**: Éduquer le personnel sur les défis spécifiques associés à ces populations.
  - **Mises en situation et études de cas**: Permettre aux professionnels de la santé de s'exercer dans un environnement contrôlé.
- Stratégies de prévention et d'orientation:
  - **Dépistage précoce**: Identifier les signes de vulnérabilité dès l'arrivée aux urgences.

- **Orienter vers des structures adaptées**: Assurer une prise en charge adaptée après la sortie des urgences.
- L'avenir des soins aux populations vulnérables:
  - **Innovations et meilleures pratiques**: Étudier et adopter de nouvelles méthodes pour améliorer la prise en charge.
  - **Politiques de santé publique**: L'importance d'une approche globale pour répondre aux besoins des populations vulnérables.

La prise en charge des populations vulnérables aux urgences nécessite une approche humaniste, une formation spécifique et une collaboration étroite entre différents professionnels. C'est en reconnaissant ces spécificités et en agissant de manière proactive que les urgences peuvent véritablement répondre aux besoins de ces patients et garantir la qualité et la dignité des soins.

Chapitre 10:
LA GESTION DES CATASTROPHES ET SITUATIONS D'EXCEPTION

Principes de base
de la médecine de catastrophe

La médecine de catastrophe se dresse comme un phare dans l'océan tumultueux des situations extrêmes, éclairant la voie à suivre pour les professionnels de santé lorsque la norme se volatilise devant la magnitude de l'événement. Née de la nécessité de répondre efficacement aux crises majeures, qu'elles soient provoquées par des catastrophes naturelles, des actes terroristes ou des pandémies, cette spécialité médicale s'articule autour de principes fondamentaux pour gérer l'inattendu.

Au cœur de la médecine de catastrophe se trouve le concept de triage, un processus rigoureux de priorisation des soins. Dans un contexte où les ressources sont limitées et la demande exponentielle, le triage devient un art. Il s'agit de déterminer rapidement qui, parmi les blessés ou les malades, nécessite des soins immédiats et qui peut attendre, afin de sauver le plus grand nombre de vies possible. Cette décision, bien que difficile, est essentielle pour maximiser l'efficacité de la réponse médicale.

Mais au-delà du triage, la médecine de catastrophe repose également sur une solide organisation et coordination. Les équipes médicales doivent fonctionner comme un orchestre synchronisé, chaque membre connaissant parfaitement son rôle, mais également étant capable de s'adapter aux imprévus. Car c'est là une autre caractéristique de la médecine de catastrophe: l'incertitude est une constante, et la capacité d'adaptation devient alors une compétence inestimable.

La logistique, elle aussi, joue un rôle prépondérant. La mise en place rapide de campements médicaux d'urgence, l'approvisionnement en matériel et médicaments, et la coordination avec d'autres agences ou organisations, tout cela forme le socle sur lequel repose la réponse médicale. Enfin, le volet psychologique ne doit pas être négligé. Les victimes de catastrophes, tout comme les intervenants, peuvent être profondément marquées par l'événement. La prise en charge des traumatismes psychologiques, le soutien et l'accompagnement des individus, sont tout aussi cruciaux que les soins physiques.

Ainsi, la médecine de catastrophe, par sa complexité et son importance, rappelle que dans les moments les plus sombres, c'est une approche structurée, réfléchie et humaine qui permettra de faire la différence et d'apporter une lueur d'espoir au milieu du chaos.

Les urgences en situation de crise: Attentats, catastrophes naturelles...

Face à la soudaineté et à l'ampleur des situations de crise, qu'il s'agisse d'attentats ou de catastrophes naturelles, le monde des urgences est plongé dans un tourbillon d'activités frénétiques, révélateur de l'urgence de la situation. Ces événements extraordinaires demandent une capacité d'adaptation et de réponse rapide, tout en préservant la qualité et la sécurité des soins.

Dans le chaos qu'engendrent les attentats, avec leurs explosions et leurs victimes multiples, ou face à la dévastation causée par des catastrophes naturelles comme les séismes, les inondations ou les ouragans, les services d'urgence sont les premiers sur la ligne de front. Ces événements, par leur nature imprévisible, mettent à l'épreuve la préparation, la résilience et la rapidité d'intervention des équipes médicales.

Le défi majeur pour les services d'urgence est la gestion du grand nombre de victimes en très peu de temps. Chaque seconde compte, et le triage devient un élément central de la prise en charge. Les blessés graves, nécessitant une intervention immédiate, sont séparés de ceux dont l'état est moins critique, permettant ainsi de maximiser les chances de survie pour le plus grand nombre.

Mais au-delà de la prise en charge médicale immédiate, ces situations de crise révèlent d'autres enjeux tout aussi cruciaux. La communication, à la fois interne entre les professionnels de santé et externe avec le public, est essentielle pour diffuser des informations claires, gérer les attentes et éviter la panique. En parallèle, la coordination avec d'autres services d'urgence, qu'ils soient locaux ou internationaux, est vitale pour assurer une réponse cohérente et efficace.

La dimension psychologique de ces crises ne peut être sous-estimée. Les victimes, leurs familles, mais aussi les intervenants, peuvent être profondément affectés par la gravité et la brutalité de ces événements. Offrir un soutien psychologique, reconnaître les signes de stress post-traumatique et assurer un suivi à long terme sont autant d'éléments clés pour aider chacun à surmonter ces épreuves.

En fin de compte, si ces situations de crise mettent en lumière la vulnérabilité de notre société face à des événements majeurs, elles révèlent également la force, la détermination et la solidarité des équipes médicales. Ces professionnels, souvent au péril de leur propre vie, s'efforcent d'apporter réconfort et soins dans des conditions extrêmes, incarnant ainsi le dévouement inébranlable de la vocation médicale.

La préparation et la formation spécifique à ces situations

La préparation aux situations de crise est une quête continuelle, à la croisée des sciences, de l'expérience et de la stratégie. À l'aube d'un événement tragique, chaque seconde, chaque décision et chaque action comptent, et c'est là que réside la valeur inestimable de la formation spécifique à ces situations.

Pour les professionnels de santé, la formation ne se limite pas uniquement à l'acquisition de compétences médicales. Elle englobe une vaste gamme de connaissances qui, une fois combinées, forment une approche holistique et efficace en matière de prise en charge en situation de crise.

Simulation et scénarios pratiques : La simulation médicale est un outil précieux qui offre aux professionnels de santé une opportunité de s'exercer à des situations d'urgence dans un environnement contrôlé. Grâce à des scénarios réalistes, ils peuvent développer et affiner leurs compétences, apprendre à travailler en équipe et prendre des décisions sous pression.

Triage et gestion de masse : Les situations de crise nécessitent souvent de trier rapidement un grand nombre de victimes. Les formations spécifiques enseignent comment évaluer efficacement l'état d'une personne, déterminer le niveau de soins requis et prioriser les interventions.

Communication en situation de crise : Les équipes médicales doivent apprendre à communiquer efficacement non seulement entre elles, mais aussi avec les victimes, leurs familles et les médias. Une communication claire et efficace peut atténuer la confusion, la peur et le chaos.

Gestion du stress et soutien psychologique : Face à la gravité et à la pression inhérentes à ces événements, il est crucial que les intervenants soient formés pour reconnaître et gérer leur propre stress, tout en offrant un soutien psychologique aux victimes.

Protocoles et équipements spécifiques : Les situations de crise peuvent nécessiter l'utilisation d'équipements ou de protocoles spécifiques, qu'il s'agisse de kits de premiers soins en cas d'attaque chimique ou de procédures spéciales pour les victimes d'effondrements.

Collaboration interdisciplinaire : Les situations de crise demandent une réponse coordonnée impliquant non seulement les services médicaux, mais aussi les services de secours, la police, les pompiers et d'autres organisations. La formation à la collaboration interdisciplinaire est donc essentielle.

La formation à ces situations spécifiques est un engagement continu. Les protocoles évoluent, de nouvelles méthodes émergent et les leçons tirées des événements passés façonnent les approches futures. En investissant dans cette formation, nous forgeons une force prête à répondre, aguerrie et résiliente, capable de se dresser avec compétence et compassion face à l'adversité.

Chapitre 11:
LA RECHERCHE CLINIQUE
AUX URGENCES

L'importance de la recherche
en milieu d'urgence

La recherche en milieu d'urgence n'est pas simplement une branche académique de la médecine; elle est le pilier qui guide et façonne la manière dont les soins d'urgence sont dispensés, améliorant continuellement la qualité, l'efficacité et l'innovation des interventions. Cette recherche, en se plongeant dans l'analyse et l'étude des situations d'urgence, des maladies et des traitements, devient un levier essentiel pour sauver davantage de vies et améliorer les résultats pour les patients.

Comprendre pour mieux traiter : Chaque situation d'urgence est unique, mais des schémas et des tendances peuvent émerger grâce à une étude approfondie. En documentant et en analysant ces cas, les chercheurs peuvent élaborer des protocoles plus efficaces, affiner les techniques existantes ou même découvrir de nouvelles approches thérapeutiques.

Évaluation des protocoles : Les protocoles médicaux ne sont pas gravés dans le marbre. Ils doivent être continuellement évalués et révisés. La recherche offre un cadre pour tester l'efficacité de ces protocoles, s'assurer qu'ils sont basés sur des preuves solides et les adapter aux nouvelles découvertes ou aux contextes changeants.

Innovation technologique : La technologie joue un rôle de plus en plus important dans la médecine d'urgence. Que ce soit à travers de nouveaux équipements de diagnostic, des outils de télémédecine ou des systèmes d'information avancés, la recherche est essentielle pour évaluer, améliorer et intégrer ces innovations dans la pratique quotidienne.

Formation et éducation : Grâce à la recherche, les formations des professionnels de santé peuvent être basées sur des données probantes, garantissant que les infirmiers et les médecins sont formés aux techniques les plus efficaces et à jour.

Réponse à des crises majeures : Dans des situations comme les pandémies, les attentats ou les catastrophes naturelles, la recherche en temps réel devient vitale. Elle permet de comprendre la situation, de développer des interventions adaptées et de partager rapidement ces connaissances avec la communauté médicale mondiale.

Promotion de l'éthique médicale : La recherche en milieu d'urgence contribue également à définir et à réaffirmer les principes éthiques dans des situations complexes où les décisions doivent être prises rapidement.

Anticipation des futurs défis : La médecine d'urgence, comme toutes les disciplines médicales, évolue. La recherche permet d'anticiper les défis futurs, qu'il s'agisse de nouvelles maladies, de changements démographiques ou d'évolutions sociétales.

La recherche en milieu d'urgence est donc le phare qui éclaire le chemin de la médecine d'urgence. Elle garantit que chaque action, chaque décision, chaque traitement est le fruit d'une connaissance approfondie, d'une évaluation rigoureuse et d'une volonté constante d'améliorer et de perfectionner les soins pour les patients. Dans le tumulte et l'urgence, c'est cette recherche qui offre la sérénité d'une action éclairée.

Participer à un essai clinique: rôles et responsabilités

La participation à un essai clinique est une étape cruciale dans le développement de nouveaux médicaments, traitements et approches médicales. Ces essais jouent un rôle central dans l'expansion de notre compréhension médicale et garantissent que les traitements sont à la fois sûrs et efficaces. Mais derrière la science et les statistiques, il y a une infrastructure humaine, faite de chercheurs, de patients et de nombreux autres acteurs, chacun ayant des rôles et des responsabilités bien définis.

Les chercheurs :
Responsabilités :
- Concevoir l'étude en définissant clairement les objectifs, les critères d'inclusion et d'exclusion, ainsi que la méthodologie.
- Obtenir l'approbation éthique pour garantir que l'essai respecte les normes éthiques et légales.
- Surveiller l'étude pour s'assurer qu'elle se déroule comme prévu et ajuster si nécessaire.
- Analyser les données pour en tirer des conclusions objectives.

Roles :
- Offrir des soins médicaux appropriés aux participants.
- Informer les participants de manière claire et transparente sur les risques, les avantages, le déroulement de l'essai et tout autre élément pertinent.
- Garantir la confidentialité des données des participants.

<u>Les participants :</u>
Responsabilités :
- Fournir des informations précises sur leur santé, leurs antécédents médicaux et tout autre facteur pertinent pour l'étude.
- Suivre scrupuleusement les instructions données par les chercheurs.
- Communiquer toute anomalie ou tout effet secondaire observé.
- S'engager à participer à l'étude pendant toute sa durée, sauf en cas de contre-indication médicale ou d'autres raisons valables.

Rôles :
- Jouer un rôle actif en posant des questions et en cherchant à comprendre tous les aspects de l'essai.
- Participer volontairement, sachant qu'ils peuvent se retirer à tout moment sans subir de conséquences négatives.
- Contribuer à la progression de la science médicale en fournissant des données précieuses pour l'essai.

Le comité d'éthique :
Responsabilités :
- Évaluer l'essai clinique pour s'assurer qu'il est éthiquement et légalement acceptable.
- Surveiller l'essai pour s'assurer que les normes éthiques sont maintenues tout au long de l'étude.
- Intervenir si des problèmes éthiques sont identifiés.

Rôles :
- Servir de gardien des normes éthiques dans la recherche médicale.
- Fournir une expertise en matière d'éthique médicale aux chercheurs et aux participants.

Un essai clinique est un partenariat complexe entre les chercheurs, les participants et les comités d'éthique. Chaque acteur a des rôles et des responsabilités spécifiques qui, lorsqu'ils sont respectés, garantissent la conduite éthique de la recherche et la production de données de haute qualité qui peuvent transformer et améliorer le paysage médical pour tous.

Les avancées récentes grâce à la recherche en urgences

La médecine d'urgence, en tant que domaine dynamique et en constante évolution, a vu de nombreuses avancées au cours des dernières années grâce à la recherche. Ces avancées ont permis d'améliorer la qualité des soins, la rapidité des interventions, et d'offrir des solutions plus efficaces aux patients. Voici un aperçu des avancées les plus marquantes de la recherche en urgences :

- **Outils de triage améliorés** : Des algorithmes plus sophistiqués et basés sur des données probantes ont été mis au point pour évaluer rapidement la gravité des patients dès leur arrivée, permettant ainsi une prise en charge plus rapide et plus adaptée.
- **Nouveaux biomarqueurs** : La découverte de nouveaux biomarqueurs, comme ceux permettant de détecter plus rapidement une crise cardiaque, a révolutionné la manière dont certains cas sont évalués et traités.
- **Télémédecine** : Les technologies de télémédecine ont pris une place prépondérante, notamment dans le diagnostic et la consultation à distance, rendant les soins plus accessibles, en particulier dans les zones éloignées.
- **Simulation médicale** : L'utilisation de mannequins de simulation haute fidélité permet aux professionnels de la santé d'urgence de s'entraîner à gérer des situations complexes, augmentant ainsi leur compétence et leur confiance en situation réelle.

- **Ultrasonographie au point de service** : L'ultrason portable est devenu un outil essentiel pour les médecins urgentistes, permettant des diagnostics rapides dans des situations où chaque seconde compte.
- **Traitements plus efficaces des AVC** : Grâce à la recherche, des protocoles améliorés pour la prise en charge rapide des AVC ont été mis en place, réduisant ainsi les dommages cérébraux et améliorant les résultats pour les patients.
- **Stratégies de réduction de la surpopulation** : De nouvelles méthodes pour gérer l'encombrement des urgences ont été développées, améliorant ainsi le flux de patients et réduisant les temps d'attente.
- **Prise en charge de la douleur** : De nouvelles approches pour gérer la douleur aiguë et chronique, avec un accent particulier sur la réduction des opioïdes, ont été mises en avant grâce à la recherche en urgences.
- **Interventions psychiatriques d'urgence** : De meilleures méthodes d'évaluation et d'intervention pour les patients en crise psychiatrique ont été développées, garantissant ainsi une prise en charge plus sûre et plus humaine.
- **Gestion de l'arrêt cardiaque** : La recherche a également contribué à optimiser les techniques et les protocoles de réanimation, améliorant ainsi les chances de survie et les résultats à long terme.

La recherche en médecine d'urgence a été le moteur de nombreuses avancées qui ont façonné la pratique moderne, rendant les soins plus efficaces, rapides et centrés sur le patient. Grâce à ces progrès, les professionnels de la santé sont mieux équipés pour répondre aux défis uniques du monde trépidant des urgences, et les patients bénéficient de soins de meilleure qualité. La poursuite de la recherche est donc essentielle pour continuer à améliorer et innover dans ce domaine crucial de la médecine.

Chapitre 12:
PRÉVENTION ET ÉDUCATION

Le rôle de l'infirmier dans la prévention

L'infirmier est bien plus qu'un simple exécutant de soins médicaux. Son rôle s'étend également à la prévention, un élément clé de la santé publique. La prévention est l'un des piliers de la médecine moderne, car elle vise non seulement à traiter les maladies, mais surtout à les empêcher de se développer. Voici comment l'infirmier joue un rôle central dans ce domaine :

- **Éducation et sensibilisation** : L'infirmier est souvent le premier interlocuteur du patient lorsqu'il s'agit de questions de santé. À ce titre, il informe le patient sur les bonnes pratiques à adopter pour prévenir les maladies : alimentation équilibrée, activité physique régulière, arrêt du tabac, etc.
- **Vaccination** : L'infirmier joue un rôle clé dans la vaccination, non seulement en administrant les vaccins, mais aussi en sensibilisant à leur importance et en répondant aux préoccupations des patients.
- **Dépistage précoce** : Grâce à leurs compétences cliniques, les infirmiers peuvent identifier les premiers signes de certaines pathologies. Ils orientent ensuite les patients vers des examens plus approfondis si nécessaire.
- **Conseils en matière de santé sexuelle** : L'infirmier peut aussi jouer un rôle essentiel dans la prévention des maladies sexuellement transmissibles, en conseillant sur les pratiques sexuelles sûres et en proposant des dépistages.
- **Prévention des infections nosocomiales** : Dans les établissements de soins, les infirmiers sont en

première ligne pour la mise en œuvre des protocoles d'hygiène afin d'éviter la propagation des infections.

- **Suivi des maladies chroniques** : Pour les patients atteints de maladies chroniques, comme le diabète ou l'hypertension, l'infirmier offre un suivi régulier, conseille sur le régime alimentaire, l'activité physique et assure une prise médicamenteuse adéquate.
- **Sensibilisation à la santé mentale** : L'infirmier est souvent l'un des premiers professionnels de santé à reconnaître les signes d'un problème de santé mentale. Il peut alors diriger le patient vers des ressources appropriées et offrir un soutien initial.
- **Prévention des accidents domestiques** : L'infirmier, notamment en pédiatrie ou en gériatrie, prodigue des conseils pour prévenir les accidents à domicile, comme les chutes.
- **Éducation thérapeutique** : L'infirmier aide le patient à comprendre sa maladie, le traitement prescrit et son importance, renforçant ainsi l'adhérence au traitement et prévenant les complications.
- **Promotion d'un environnement sain** : En comprenant les déterminants sociaux de la santé, l'infirmier peut conseiller les patients sur la manière d'interagir positivement avec leur environnement, que ce soit par la nutrition, l'exercice ou le bien-être mental.

L'infirmier est un acteur essentiel de la prévention. Par son contact direct avec les patients, sa formation et son dévouement, il joue un rôle central dans la promotion d'une vie saine, la prévention des maladies et la sensibilisation à des habitudes saines. Dans une ère où les maladies chroniques sont en augmentation et où la prévention est plus cruciale que jamais, le rôle de l'infirmier est plus pertinent et nécessaire que jamais.

Éduquer le public
sur les dangers courants

La santé publique repose en grande partie sur la prévention. Pour garantir la sécurité de chacun, l'éducation du public sur les dangers courants est cruciale. Une prise de conscience collective peut réduire considérablement les risques d'accidents et de maladies. Voici une approche pour sensibiliser le public à certains dangers courants :

- Tabagisme et alcoolisme :
    - **Faites connaître les conséquences** : Mettez en avant les dangers du tabagisme et de l'alcoolisme, tels que les maladies cardiaques, les cancers, et les maladies du foie.
    - **Offrez des alternatives** : Proposez des programmes d'aide à l'arrêt du tabac ou des activités de groupe pour ceux qui cherchent à réduire leur consommation d'alcool.
- Sécurité routière :
    - **Conduite responsable** : Sensibilisez au port de la ceinture, à l'interdiction du téléphone au volant, et aux dangers de la conduite sous influence de l'alcool ou de drogues.
    - **Prévention pour les piétons** : Conseillez sur les passages piétonniers, l'importance de la visibilité nocturne et les zones à risque.
- Prévention des chutes :
    - **À domicile** : Mettez l'accent sur la sécurisation des tapis, l'éclairage adéquat, et l'utilisation d'aides comme les barres d'appui.
    - **En extérieur** : Éduquez sur l'importance de chaussures appropriées, surtout pendant la saison hivernale.
- Santé alimentaire :

- **Évitez les intoxications** : Proposez des ateliers sur le stockage et la cuisson des aliments.
- **Promouvoir une alimentation équilibrée** : Encouragez la consommation de fruits, légumes, et la réduction des aliments transformés.
- Sécurité à l'eau :
  - **Apprenez à nager** : Proposez des cours de natation pour tous les âges.
  - **Équipement de sécurité** : Sensibilisez à l'utilisation de gilets de sauvetage et à la prudence près des eaux profondes ou courantes.
- Exposition solaire :
  - **Protection solaire** : Éduquez sur l'utilisation de crèmes solaires, le port de chapeaux et de vêtements protecteurs, et les heures d'exposition à éviter.
  - **Dangers des UV** : Sensibilisez au risque de cancers de la peau et de cataractes.
- Utilisation des médicaments :
  - **Respect des prescriptions** : Informez sur l'importance de suivre les recommandations médicales et de ne pas partager ses médicaments.
  - **Stockage sécurisé** : Sensibilisez à l'importance de garder les médicaments hors de portée des enfants.
- Prévention des infections :
  - **Hygiène des mains** : Éduquez sur l'importance du lavage régulier des mains.
  - **Vaccination** : Sensibilisez sur l'importance des vaccins pour prévenir certaines maladies graves.

- Sécurité numérique :
    - **Protection des données** : Informez sur les dangers des arnaques en ligne et la nécessité de protéger ses informations personnelles.
    - **Utilisation responsable** : Sensibilisez, surtout les jeunes, aux dangers du cyberharcèlement.
- Prévention des morsures et piqûres :
    - **Animaux domestiques** : Éduquez sur l'importance de ne pas déranger les animaux pendant qu'ils mangent ou dorment.
    - **Insectes et parasites** : Sensibilisez à l'utilisation de répulsifs et aux vêtements appropriés pour se protéger des tiques et moustiques.

En sensibilisant le public à ces dangers courants, on peut espérer réduire considérablement le nombre d'accidents, de maladies et de décès. L'éducation est la première étape vers une société plus sûre et en meilleure santé.

Collaborer avec les communautés pour des initiatives de prévention

L'une des clés de la prévention réussie réside dans la collaboration entre les professionnels de santé et les communautés elles-mêmes. En effet, travailler main dans la main avec les communautés permet d'adapter les messages de prévention à la réalité et aux besoins spécifiques de chacune d'elles. Voici une ébauche de ce qu'une telle collaboration pourrait impliquer :

1. Comprendre la communauté :
Il est essentiel de connaître la démographie, les coutumes, les croyances et les comportements spécifiques à chaque communauté. Organiser des réunions, des entretiens et

des groupes de discussion peut aider à cerner ces éléments.

2. Identification des leaders communautaires :
Chaque communauté possède des leaders naturels ou officiels, qui jouent un rôle clé dans la mobilisation des membres. Il peut s'agir de responsables religieux, d'enseignants, d'élus locaux ou d'autres figures influentes.

3. Création de partenariats locaux :
Collaborer avec des organisations locales, des écoles, des entreprises, des associations et des groupes religieux est essentiel pour avoir un impact maximal. Ces partenaires peuvent fournir des ressources, des bénévoles et des canaux de communication.

4. Conception de programmes adaptés :
Les programmes de prévention doivent être adaptés aux besoins spécifiques de la communauté. Si une communauté est particulièrement touchée par le diabète, par exemple, un programme de prévention pourrait se concentrer sur la nutrition et l'activité physique.

5. Organisation d'ateliers et de formations :
Ces sessions peuvent porter sur une variété de sujets, allant de la RCR (Réanimation Cardio-Pulmonaire) à la sécurité routière, en passant par la prévention des maladies infectieuses.

6. Campagnes de sensibilisation :
Utiliser tous les moyens de communication disponibles, des brochures aux médias sociaux, pour diffuser des informations pertinentes. L'implication des jeunes dans la création de contenu, comme des vidéos ou des affiches, peut être particulièrement efficace.

7. Évaluation et feedback :

Après avoir mis en œuvre des initiatives, il est crucial de mesurer leur efficacité. Cela peut se faire par le biais de sondages, d'entretiens ou d'observations. Les retours des membres de la communauté sont essentiels pour ajuster et améliorer les programmes.

8. Célébration des succès :

Reconnaître et célébrer les progrès réalisés renforce la cohésion communautaire et encourage la poursuite des efforts. Cela peut se faire par le biais de cérémonies, de remises de prix ou de journées communautaires.

9. Assurer la pérennité :

Pour qu'une initiative soit durable, il est important d'impliquer la communauté dans sa gestion et son financement. Cela renforce le sentiment d'appropriation et garantit que le programme continuera même sans intervention extérieure.

En définitive, la collaboration avec les communautés pour des initiatives de prévention n'est pas seulement une question de diffusion de l'information. Il s'agit de créer des partenariats solides, d'écouter et de répondre aux besoins spécifiques de chaque communauté. C'est un investissement à long terme qui, lorsqu'il est bien fait, peut conduire à des améliorations significatives en matière de santé et de bien-être.

Chapitre 13:
LE BIEN-ÊTRE PHYSIQUE
ET ERGONOMIE AU TRAVAIL

Les risques physiques
du travail aux urgences

Le service des urgences est un environnement particulièrement exigeant pour le corps et l'esprit. Les infirmiers et le personnel médical qui y travaillent sont confrontés à une variété de risques physiques qui découlent de la nature même de leur travail. Plongeons dans les aspects inhérents à ce cadre professionnel particulier.

1. Les expositions aux maladies infectieuses : Les urgences accueillent quotidiennement des patients présentant diverses affections, y compris des infections transmissibles. Les travailleurs peuvent être exposés à des virus comme le VIH, l'hépatite B et C, la tuberculose, la grippe et, plus récemment, des virus comme le COVID-19.

2. Les blessures musculo-squelettiques : Les mouvements répétitifs, comme soulever ou déplacer des patients, peuvent entraîner des tensions et des blessures. Les infirmiers peuvent souffrir de douleurs dorsales, de tendinites ou d'autres affections liées à la manipulation régulière de patients ou d'équipements.

3. Les coupures et piqûres d'aiguille : Les instruments tranchants, les aiguilles et autres équipements médicaux présentent un risque de blessure. Une piqûre accidentelle peut entraîner une transmission de maladies infectieuses.

4. Les risques liés aux produits chimiques : Les médicaments, les désinfectants et d'autres produits chimiques utilisés dans le service des urgences peuvent être toxiques en cas de contact direct ou d'inhalation.

5. L'exposition aux radiations : Bien que les examens radiologiques soient couramment effectués dans d'autres parties de l'hôpital, le personnel des urgences peut être exposé accidentellement, surtout s'ils sont présents pendant des procédures d'urgence nécessitant des radiographies.

6. Les agressions physiques : Malheureusement, les urgences peuvent parfois être le théâtre de violences. Les patients sous l'influence de drogues ou d'alcool, ou ceux qui sont extrêmement stressés ou anxieux, peuvent devenir agressifs.

7. La fatigue physique : Les longues heures de travail, les quarts de nuit et le rythme incessant peuvent entraîner une fatigue physique extrême, augmentant le risque d'erreurs médicales et de blessures personnelles.

8. Les risques liés à l'environnement : Les sols mouillés ou contaminés, les câbles électriques et les espaces encombrés peuvent tous représenter des risques de chute ou d'accident pour le personnel.

Chaque risque énuméré ci-dessus nécessite des mesures préventives spécifiques, que ce soit par le biais de formations, d'équipements de protection individuelle, de protocoles d'intervention ou de sensibilisation continue. Il est impératif que les hôpitaux et les services d'urgence reconnaissent ces risques et mettent tout en œuvre pour protéger leur personnel, car leur sécurité est intrinsèquement liée à la qualité des soins qu'ils prodiguent.

Conseils ergonomiques
pour les soins infirmiers

L'ergonomie, qui étudie l'efficacité et la sécurité de l'environnement de travail, est d'une importance capitale dans le domaine des soins infirmiers. Face à des tâches physiquement exigeantes, à la nécessité de mouvements répétitifs et à la pression du temps, l'ergonomie devient cruciale pour prévenir les blessures et assurer un confort optimal pendant le travail. Voici quelques conseils ergonomiques pour les soins infirmiers :

1. Utiliser une bonne mécanique corporelle :
   * Lors du soulèvement ou du déplacement d'un patient, gardez le dos droit, pliez les genoux et utilisez la force de vos jambes plutôt que celle de votre dos.
   * Évitez de vous pencher ou de vous étirer inutilement; rapprochez-vous plutôt de ce dont vous avez besoin.

2. Équipement adapté :
   * Utilisez des aides au levage, comme les harnais ou les lits ajustables, pour aider à déplacer les patients.
   * Assurez-vous que les chaises et les postes de travail sont à la bonne hauteur pour éviter les postures contraignantes.

3. Pause et étirements :
   * Prenez de courtes pauses régulières pour vous étirer et bouger, surtout si vous restez longtemps dans la même position.
   * Les étirements réguliers des bras, des jambes, du cou et du dos peuvent aider à prévenir les tensions.

4. Adaptation de l'environnement :
   * Éliminez les obstacles du sol pour réduire les risques de trébuchement.

- Placez régulièrement les objets lourds ou utilisés fréquemment à une hauteur entre la hanche et la poitrine pour éviter de se baisser ou de s'étirer.

5. Chaussures appropriées :
   - Portez des chaussures confortables, bien ajustées, avec un bon soutien pour réduire la fatigue et le risque de chute.

6. Formation et sensibilisation :
   - Participez à des formations sur l'ergonomie spécifiquement conçues pour les soins infirmiers.
   - Restez informé des dernières recherches et recommandations en matière d'ergonomie dans le milieu médical.

7. Équipements ergonomiques :
   - Utilisez des chariots, des tables et d'autres équipements conçus pour réduire la contrainte physique.
   - Pensez à des claviers ou des souris ergonomiques si vous passez beaucoup de temps devant un ordinateur.

8. Adaptation du rythme de travail :
   - Lorsque c'est possible, alternez les tâches lourdes avec des tâches plus légères pour permettre à votre corps de récupérer.
   - Soyez conscient de vos propres limites; n'ayez pas peur de demander de l'aide lorsque vous en avez besoin.

9. Partage d'expérience :
   - Discutez avec vos collègues des défis et des solutions ergonomiques pour partager les connaissances.
   - Partagez les "astuces" qui fonctionnent pour vous et apprenez de l'expérience des autres.

L'ergonomie n'est pas simplement une question de confort, mais une véritable nécessité pour garantir la sécurité et le bien-être des infirmiers. En suivant ces conseils et en restant à l'écoute de son corps, les infirmiers peuvent réduire leur risque de blessure et profiter d'une carrière plus longue et plus satisfaisante.

Maintenir une bonne santé physique à long terme

La santé physique est la pierre angulaire d'une vie équilibrée et pleinement vécue. Sa préservation est essentielle pour garantir notre capacité à jouir de la vie, à remplir nos obligations et à surmonter les défis. La clé réside dans une approche proactive, continue et intégrée. Voici quelques conseils pour assurer une bonne santé physique sur le long terme :

1. Adoptez une alimentation équilibrée :
   * Privilégiez une alimentation riche en fruits, légumes, grains entiers, protéines maigres et sources de graisses saines.
   * Évitez la surconsommation de sucres, de graisses saturées et de sel.

2. Faites de l'exercice régulièrement :
   * Trouvez une activité qui vous plaît, qu'il s'agisse de marche, de natation, de danse, de yoga ou de tout autre sport.
   * Visez au moins 150 minutes d'activité modérée par semaine.

3. Préservez votre sommeil :
   * Essayez de dormir 7 à 9 heures par nuit.
   * Adoptez une routine régulière pour vous coucher et vous lever, même pendant les week-ends.

4. Gérez le stress :
   - Identifiez les sources de stress dans votre vie et cherchez des moyens de les atténuer ou de les éliminer.
   - Pratiquez la méditation, la respiration profonde ou d'autres techniques de relaxation.

5. Évitez les comportements à risque :
   - Évitez l'abus d'alcool, le tabagisme et les drogues.
   - Conduisez prudemment et portez toujours votre ceinture de sécurité.

6. Faites des bilans de santé réguliers :
   - Consultez régulièrement votre médecin pour des bilans et des tests préventifs.
   - Ne négligez pas les signes ou symptômes inhabituels.

7. Prenez soin de votre santé mentale :
   - La santé mentale influence fortement la santé physique. Parlez de vos sentiments et n'hésitez pas à consulter un professionnel si nécessaire.

8. Restez hydraté :
   - Buvez au moins 2 litres d'eau par jour, davantage si vous êtes actif ou s'il fait chaud.

9. Limitez l'exposition aux toxines :
   - Réduisez l'utilisation de produits chimiques dans votre maison.
   - Évitez de respirer des polluants atmosphériques, que ce soit le tabagisme passif ou la pollution industrielle.

10. Entretenez votre vie sociale :
   - Une vie sociale épanouie est liée à une meilleure santé physique. Entourez-vous de personnes positives et restez actif dans votre communauté.

En adoptant ces habitudes saines, vous créez un cadre solide pour une longue vie pleine de vitalité et de bien-être. Souvenez-vous qu'il est plus facile de maintenir une bonne santé que de récupérer après une maladie ou une blessure. Votre corps est votre plus précieux bien; traitez-le avec le respect et les soins qu'il mérite.

Chapitre 14:
LES ASPECTS JURIDIQUES ET RESPONSABILITÉS

Comprendre la responsabilité légale en tant qu'infirmier

Le rôle d'infirmier implique non seulement une expertise médicale et une compassion pour le bien-être des patients, mais aussi une connaissance approfondie de leurs responsabilités légales. Ces responsabilités garantissent la sécurité des patients, la qualité des soins fournis et la protection des droits de tous les acteurs impliqués. Voici un aperçu des principaux aspects de la responsabilité légale des infirmiers.

1. Le devoir de soin :
   * En tant qu'infirmier, vous avez un devoir professionnel de fournir des soins compétents et appropriés aux patients. Cela implique de suivre les protocoles médicaux, les directives cliniques et les standards éthiques de la profession.

2. Consentement éclairé :
   * Les patients ont le droit de connaître et de comprendre les traitements qui leur sont proposés, ainsi que les risques potentiels associés. L'infirmier doit s'assurer que le patient a donné son consentement éclairé avant tout acte médical.

3. Confidentialité :
   * Les infirmiers sont tenus de protéger la confidentialité des informations médicales de leurs patients. Divulguer des informations sans le consentement

approprié, sauf dans des circonstances exceptionnelles prescrites par la loi, peut entraîner des conséquences légales.

4. Négligence :
   - Si un infirmier manque à son devoir de soin, causant ainsi un préjudice au patient, il peut être tenu pour responsable de négligence. Cela peut avoir des conséquences graves, tant au niveau professionnel que juridique.

5. Administration des médicaments :
   - L'administration incorrecte des médicaments ou l'échec de la surveillance des effets secondaires peut entraîner des conséquences juridiques. Les infirmiers doivent suivre rigoureusement les directives médicales et les protocoles établis.

6. Documentation précise :
   - Les dossiers médicaux jouent un rôle essentiel dans la prestation des soins. Une documentation incorrecte ou incomplète peut non seulement affecter la qualité des soins, mais également entraîner une responsabilité légale.

7. Connaissance des lois et réglementations :
   - Les infirmiers doivent être informés des lois et réglementations locales, régionales et nationales qui régissent leur profession. Cela inclut la connaissance des directives relatives aux droits des patients, à la prise en charge en fin de vie, à la maltraitance, etc.

8. La défense des droits des patients :
   - Les infirmiers ont le devoir de défendre et de protéger les droits de leurs patients, notamment en matière de dignité, d'autonomie et de confidentialité.

9. Signalement d'incidents :
- Si un incident ou une irrégularité survient, l'infirmier est souvent tenu, selon les juridictions, de le signaler à la direction ou aux autorités compétentes.

10. Maintenir sa compétence :
- La loi exige généralement que les infirmiers poursuivent leur formation tout au long de leur carrière afin de garantir que leurs compétences et connaissances sont à jour.

Comprendre et respecter ces responsabilités légales est essentiel non seulement pour la sécurité et le bien-être des patients, mais aussi pour la protection de l'infirmier lui-même. Dans un monde médical en constante évolution, il est impératif de se tenir informé des changements législatifs et éthiques pour fournir les meilleurs soins possibles.

La documentation médicale: importance et bonnes pratiques

La documentation médicale est au cœur du processus de soins. Elle offre une vision claire du parcours médical du patient, permettant ainsi d'assurer la continuité et la qualité des soins. Une documentation soignée, complète et précise est essentielle pour protéger les patients, mais également pour protéger les professionnels de santé de potentielles responsabilités légales. Voyons l'importance de la documentation médicale et les bonnes pratiques à adopter.

L'importance de la documentation médicale :
- **Continuité des soins** : La documentation médicale permet à tous les professionnels de santé de comprendre rapidement et précisément le parcours

médical d'un patient, ses antécédents, ses traitements en cours et ses éventuelles allergies ou contre-indications.

- **Communication** : Elle facilite la communication entre les différents intervenants médicaux, tels que les médecins, infirmiers, pharmaciens et autres spécialistes.
- **Décisions cliniques** : Avoir accès à des dossiers médicaux complets aide les professionnels de santé à prendre des décisions éclairées et à éviter des erreurs potentielles.
- **Protection légale** : En cas de litige, la documentation médicale sert de preuve objective de la prise en charge du patient.
- **Recherche et formation** : Les dossiers médicaux sont des ressources essentielles pour la recherche clinique, permettant d'améliorer constamment les soins prodigués.

Bonnes pratiques en matière de documentation médicale :
- **Précision** : Assurez-vous d'entrer toutes les informations de manière précise, sans omettre de détails importants.
- **Exhaustivité** : Ne laissez aucun champ vide. Si une information est inconnue ou non applicable, notez-le clairement.
- **Lisibilité** : Que ce soit manuscrit ou numérique, assurez-vous que la documentation est lisible. Les informations mal lues peuvent entraîner des erreurs médicales.
- **Objectivité** : Notez uniquement des faits et évitez les jugements ou interprétations subjectives.
- **Mise à jour** : Assurez-vous que le dossier médical est régulièrement mis à jour, notamment en cas de changement de traitement, d'évolution des symptômes ou de résultats d'examens.

- **Confidentialité** : Les dossiers médicaux contiennent des informations sensibles. Assurez-vous qu'ils sont stockés en toute sécurité et que seules les personnes autorisées y ont accès.
- **Signez et datez** : Chaque entrée dans le dossier médical doit être signée et datée, pour assurer la traçabilité des informations.
- **Utilisez une terminologie médicale appropriée** : Cela garantit la précision et la clarté des informations.
- **Correction d'erreurs** : Si une erreur est commise, ne jamais effacer ou utiliser un correcteur. Tracez une ligne simple à travers l'erreur, inscrivez la correction à côté et signez et datez la modification.
- **Conservation** : Gardez les dossiers médicaux pendant la durée requise par les lois et réglementations locales.

La documentation médicale est bien plus qu'une simple formalité administrative. Elle est au centre de la prise en charge médicale, assurant la sécurité et le bien-être du patient tout en garantissant la qualité des soins. Adopter et maintenir de bonnes pratiques de documentation est donc une responsabilité cruciale pour tout professionnel de santé.

Gérer les plaintes et les litiges

Au cœur du tumulte et de la complexité des services d'urgence, les infirmiers sont souvent confrontés à des patients, des familles ou même des collègues mécontents. Ces plaintes et litiges peuvent découler d'un éventail de situations, allant de simples malentendus à des erreurs médicales. Bien gérer ces incidents est primordial, non seulement pour maintenir une atmosphère de travail sereine, mais également pour garantir la confiance et la sécurité des patients.

Les causes des plaintes et litiges :
- **Attentes non satisfaites** : Les patients et leurs familles peuvent avoir des attentes concernant la durée d'attente, les soins prodigués ou les résultats d'un traitement.
- **Communication insuffisante ou inadéquate** : Un patient mal informé peut ressentir de l'insatisfaction, voire de l'anxiété.
- **Erreurs médicales** : Les erreurs, bien que rares, peuvent avoir des conséquences graves, tant sur le plan physique que psychologique.
- **Complications imprévues** : Même avec une prise en charge adéquate, des complications peuvent survenir, pouvant entraîner frustration ou mécontentement.

Gérer efficacement les plaintes :
- **Écoute active** : Prenez le temps d'écouter le plaignant sans l'interrompre. Laissez-le exprimer ses préoccupations ou sa colère. Souvent, être entendu peut atténuer la tension.
- **Empathie** : Montrez de la compréhension et de l'empathie face aux préoccupations du patient ou de sa famille. Un simple "Je comprends pourquoi vous êtes contrarié" peut faire une grande différence.
- **Ne pas être défensif** : Même si vous n'êtes pas d'accord, évitez de montrer une attitude défensive. Cela peut envenimer la situation.
- **Clarifiez** : Demandez des précisions pour bien comprendre la nature du problème. Posez des questions ouvertes.
- **Apportez une réponse** : Fournissez des explications claires, honnêtes et factuelles. Si une erreur a été commise, admettez-la et présentez des excuses.

- **Solutionnez** : Si possible, proposez des solutions ou des mesures correctives pour répondre aux préoccupations.
- **Documentez** : Notez tous les détails de la plainte et de la réponse fournie, cela peut être crucial en cas d'escalade ou de litige ultérieur.

Gestion des litiges formels :
- **Consultez votre supérieur hiérarchique** : Informez toujours votre responsable de la situation et suivez les procédures internes.
- **Documentation détaillée** : Assurez-vous que tous les aspects du soin et de la plainte sont soigneusement documentés. Cela pourra servir de preuve en cas de besoin.
- **Collaborez avec les services juridiques** : Si la situation dégénère en litige, travaillez étroitement avec le service juridique de votre établissement pour vous assurer que vous êtes bien protégé et conseillé.
- **Médiation** : Dans certains cas, une médiation peut être utile pour résoudre le litige à l'amiable.

Pour prévenir les plaintes et litiges :
- **Améliorez la communication** : Une bonne communication avec les patients et leur famille peut prévenir de nombreux malentendus.
- **Formation continue** : Les formations régulières sur les compétences interpersonnelles, l'éthique médicale et les protocoles cliniques peuvent réduire les erreurs et les incompréhensions.

N'oubliez jamais que chaque plainte ou litige est une opportunité d'apprentissage. Ils peuvent révéler des domaines d'amélioration, conduisant à de meilleurs soins pour tous les patients à l'avenir.

Chapitre 15:
LA FORMATION CONTINUE
ET L'ÉVOLUTION DE CARRIÈRE

Se former tout au long de sa carrière

• Les formations spécialisées

La médecine d'urgence est un domaine vaste et complexe, requérant une expertise et une préparation spécifiques. Les infirmiers, en tant que professionnels de première ligne, sont souvent exposés à une variété de cas, du moins complexe au plus critique. C'est pourquoi, pour approfondir leurs connaissances et leurs compétences, de nombreuses formations spécialisées existent.

1. Les formations avancées en soins d'urgence :
   - **ALS (Advanced Life Support)** : Cette formation, essentielle, se concentre sur la réanimation cardio-respiratoire avancée, offrant aux infirmiers les outils nécessaires pour gérer les urgences vitales.
   - **ATLS (Advanced Trauma Life Support)** : Centrée sur la prise en charge du patient traumatisé, elle offre une méthodologie systématique pour évaluer et traiter les blessures.

2. Les formations en pédiatrie :
   - **PALS (Pediatric Advanced Life Support)** : Cette formation se penche sur la prise en charge des urgences vitales chez l'enfant et le nourrisson.
   - **ENPC (Emergency Nursing Pediatric Course)** : Un programme destiné aux infirmiers pour perfectionner leurs compétences dans l'évaluation et le traitement des enfants en situation d'urgence.

3. Compétences spécialisées en maternité :
- **NRP (Neonatal Resuscitation Program)** : Ciblant la réanimation du nouveau-né, cette formation est indispensable pour les infirmiers travaillant dans des unités d'urgence avec une forte présence obstétricale.

4. Gestion des urgences psychiatriques :
- **CPI (Crisis Prevention Institute)** : Elle prépare les infirmiers à interagir efficacement avec les patients en crise psychiatrique, en offrant des techniques de désescalade.

5. Spécialisation en cardiologie :
- **ACLS (Advanced Cardiac Life Support)** : Cette formation avancée met l'accent sur la réanimation cardiaque, le traitement des arrêts cardiaques et d'autres urgences cardiovasculaires.

6. Formations en toxicologie :
- Des cours spécifiques peuvent former les infirmiers à identifier et traiter les surdoses, les empoisonnements et d'autres urgences liées aux toxiques.

7. Formation en techniques d'urgence avancées :
- Celles-ci incluent des compétences telles que la pose de voies veineuses centrales, l'intubation d'urgence ou l'utilisation d'appareils spécifiques.

8. Formations en gestion et leadership :
- Pour ceux souhaitant gravir les échelons, des formations en gestion d'équipe, leadership, ou encore gestion de crise peuvent être bénéfiques.

9. Formation continue et ateliers pratiques :
- Les innovations médicales et les avancées technologiques nécessitent une mise à jour régulière des connaissances. Les ateliers pratiques et les simulations sont d'excellents moyens d'améliorer et de mettre à jour les compétences.

Pour un infirmier, suivre une ou plusieurs de ces formations spécialisées signifie non seulement élargir son éventail de compétences, mais aussi améliorer la qualité des soins prodigués aux patients. Dans le rythme effréné des urgences, ces compétences peuvent faire la différence entre la vie et la mort, et garantissent une prise en charge optimale des patients en détresse.

• Les certifications et diplômes supplémentaires

Le monde des urgences médicales, avec son rythme soutenu et sa nature imprévisible, demande aux infirmiers non seulement de posséder une base solide de compétences cliniques, mais aussi de s'efforcer constamment d'approfondir et d'actualiser leurs connaissances. Heureusement, il existe de nombreuses certifications et diplômes supplémentaires qui permettent aux infirmiers de se spécialiser davantage et de se démarquer dans leur profession.

1. Certification en soins infirmiers d'urgence (CEN) :
Destinée spécifiquement aux infirmiers des urgences, cette certification reconnaît l'excellence en matière de soins aux patients en situation d'urgence. Elle englobe des domaines tels que la cardiologie, la traumatologie, la pédiatrie, et bien plus.

2. Certification de praticien en soins intensifs (CCRN) :
Bien que principalement destinée aux infirmiers en soins intensifs, cette certification est également précieuse pour ceux qui travaillent aux urgences, car elle traite des soins aux patients gravement malades ou instables.

3. Certification en soins infirmiers de vol (CFRN) :
Pour les infirmiers qui participent aux missions d'évacuation médicale par hélicoptère ou avion, cette certification couvre tous les aspects du transport aérien de patients.

4. Certification en soins infirmiers pédiatriques d'urgence (CPEN) :
Elle se concentre spécifiquement sur la prise en charge des patients pédiatriques dans un contexte d'urgence, une compétence essentielle compte tenu des différences anatomiques et physiologiques entre adultes et enfants.

5. Diplôme universitaire en gestion de la douleur :
Avec la douleur étant l'une des plaintes les plus courantes aux urgences, cette formation spécialisée permet aux infirmiers d'acquérir des compétences avancées dans l'évaluation et la gestion de la douleur.

6. Diplôme en soins de plaies et ostomie :
Pour les infirmiers souhaitant se spécialiser dans la prise en charge des plaies, des ostomies et des continences.

7. Certification en gestion des cas :
Elle prépare les infirmiers à coordonner les soins des patients de manière globale, en tenant compte non seulement des besoins médicaux, mais aussi des besoins psychosociaux, financiers et communautaires.

8. Diplôme universitaire en psychiatrie d'urgence :
La prise en charge des patients en crise psychiatrique est un aspect crucial des urgences, et cette formation offre des outils spécialisés pour une intervention efficace.

9. Certifications en recherche clinique :
Pour les infirmiers intéressés par le domaine de la recherche, ces certifications offrent une formation sur les méthodologies de recherche, l'éthique, et d'autres aspects liés à la réalisation d'études cliniques.

10. Formations en leadership et en gestion :
Des programmes qui préparent les infirmiers à des rôles de leadership, que ce soit en tant que superviseur, gestionnaire ou éducateur.

En investissant dans ces certifications et diplômes supplémentaires, les infirmiers non seulement renforcent leurs propres compétences, mais contribuent aussi à l'élévation des standards de soins au sein du service des urgences. Ces qualifications démontrent un engagement envers l'excellence professionnelle et garantissent une prise en charge optimale des patients en situation d'urgence.

Perspectives de carrière

• Devenir infirmier chef

Devenir infirmier chef aux urgences est une progression naturelle pour de nombreux infirmiers expérimentés, marquant la transition de la prestation directe des soins à une position de leadership et de gestion. L'infirmier chef joue un rôle vital dans la coordination des soins, la gestion des ressources et l'orientation stratégique du service d'urgence. C'est un rôle exigeant, mais également incroyablement gratifiant.

Le parcours vers le leadership :
Le voyage vers le rôle d'infirmier chef commence généralement sur le terrain. Les années passées à fournir des soins directs aux patients forgent une compréhension intime des défis et des besoins du service. Cette expérience est essentielle pour prendre des décisions éclairées en tant que leader.

Compétences et qualités requises :
En plus des compétences cliniques, un infirmier chef doit posséder des compétences en gestion, en communication et en leadership. La capacité de gérer des équipes, de résoudre les conflits, de planifier stratégiquement et d'assurer une communication fluide est cruciale.

Les responsabilités :
Un infirmier chef supervise généralement l'ensemble du personnel infirmier du service, gère les plannings, coordonne la formation continue, sert de liaison entre le personnel infirmier et la direction de l'hôpital, et participe activement aux décisions stratégiques et budgétaires.

Formation et éducation :
Alors que l'expérience clinique est fondamentale, une formation supplémentaire en gestion ou en administration est souvent recommandée. De nombreux infirmiers chefs poursuivent des masters en administration des soins infirmiers ou en gestion de la santé pour affiner leurs compétences de leadership.

Défis et récompenses :
Si le rôle d'infirmier chef peut être stressant, avec la pression de la prise de décision et la responsabilité de tout un service, il est aussi extrêmement gratifiant. Favoriser une culture positive, promouvoir l'excellence des soins, et voir son équipe s'épanouir sont autant d'aspects enrichissants du métier.

Le futur du rôle :
Avec l'évolution constante du monde médical, le rôle de l'infirmier chef est destiné à évoluer. La technologie, les innovations médicales, et les changements dans la gestion des soins de santé nécessiteront une adaptation et une formation continues.

Devenir infirmier chef est un objectif ambitieux, mais pour ceux qui sont prêts à relever le défi, c'est une opportunité de faire une réelle différence dans la qualité des soins délivrés aux urgences et dans la vie de leurs collègues infirmiers.

• Spécialisations possibles

L'univers des soins infirmiers est vaste, et la médecine d'urgence n'est qu'une des nombreuses spécialités auxquelles un infirmier peut se consacrer. Alors que le service des urgences offre une formation solide et polyvalente, il existe d'autres domaines où les infirmiers peuvent affiner leurs compétences et développer une expertise particulière. Voici un aperçu des spécialisations possibles après une expérience aux urgences :

1. Soins intensifs :
Les infirmiers spécialisés en soins intensifs s'occupent de patients gravement malades ou instables qui nécessitent une surveillance constante. Ce rôle implique une profonde compréhension de la physiologie humaine et la maîtrise des équipements médicaux avancés.

2. Cardiologie :
Les infirmiers spécialisés en cardiologie s'occupent des patients souffrant de maladies cardiaques. Ils peuvent travailler dans des unités de soins coronariens, des laboratoires de cathétérisme ou des cliniques spécialisées.

3. Pédiatrie :
Les infirmiers pédiatriques se spécialisent dans les soins aux enfants, de la naissance à l'adolescence. Ils doivent comprendre les spécificités du développement et de la croissance de cette population.

4. Obstétrique et gynécologie :
Ici, les infirmiers se concentrent sur la santé reproductive des femmes, la grossesse, l'accouchement et les soins post-partum.

5. Psychiatrie :
Dans ce domaine, les infirmiers travaillent avec des patients souffrant de troubles mentaux ou de

dépendances, en milieu hospitalier ou en consultation externe.

6. Oncologie :
Les infirmiers oncologues se spécialisent dans les soins aux patients atteints de cancer, y compris l'administration de chimiothérapie et la gestion des symptômes.

7. Traumatologie :
Cette spécialité est axée sur les soins aux patients victimes de traumatismes majeurs, qu'ils soient d'origine accidentelle ou intentionnelle.

8. Gériatrie :
Les infirmiers gériatriques se concentrent sur les soins aux personnes âgées, en tenant compte des aspects uniques du vieillissement.

9. Recherche clinique :
Les infirmiers de recherche conçoivent et mettent en œuvre des études cliniques pour tester de nouvelles interventions médicales.

10. Éducation :
Les infirmiers éducateurs enseignent aux futurs professionnels de la santé, que ce soit dans les écoles d'infirmiers, les hôpitaux ou les universités.

11. Gestion :
Certains infirmiers choisissent de s'orienter vers des postes de direction, supervisant des équipes, des unités ou même des établissements entiers.

12. Santé communautaire :
Ces infirmiers travaillent en dehors des hôpitaux, dans des cliniques communautaires, des écoles ou des domiciles, en mettant l'accent sur la prévention et l'éducation.

Chaque spécialisation possède ses propres défis et récompenses, mais toutes permettent aux infirmiers d'apporter une contribution significative à la santé et au bien-être des patients. Il est souvent recommandé de poursuivre des formations et des certifications spécifiques pour chacune de ces spécialités afin d'assurer une pratique compétente et à jour.

Chapitre 16:
QUELQUES EXEMPLES DE TÉMOIGNAGES ET D'ANECDOTES DU TERRAIN

Des journées inoubliables: Récits de situations extrêmes

La vie dans un service d'urgence est imprévisible. Chaque journée apporte son lot de défis, d'émotions et de moments qui marquent à jamais la mémoire des infirmiers. Voici quelques récits qui illustrent la gamme des situations extrêmes auxquelles les infirmiers peuvent être confrontés :

La nuit de l'accident de bus :
C'était un soir comme les autres lorsque la sonnerie d'urgence a retenti. Un bus rempli d'étudiants revenant d'une sortie scolaire avait eu un accident grave sur l'autoroute. Les ambulances affluaient, transportant des adolescents en état de choc, des enseignants gravement blessés et des passagers d'autres véhicules impliqués. L'équipe des urgences s'est mobilisée comme une unité soudée, triant et traitant les patients, faisant appel à des ressources internes et externes, tout en gérant l'angoisse des familles et des amis qui arrivaient en quête de nouvelles. C'était un rappel brutal de la fragilité de la vie et de l'importance d'une équipe soudée et efficace.

L'inondation soudaine :
Lorsqu'une inondation soudaine a frappé la région, l'hôpital est devenu un refuge pour de nombreuses personnes déplacées. Les urgences étaient submergées, non seulement par les blessures liées à l'inondation, mais aussi par des patients ayant des affections chroniques dont le

traitement avait été interrompu à cause de la catastrophe. Les infirmiers se sont adaptés, transformant des zones non médicales en zones de soins, distribuant des médicaments, des vêtements et de la nourriture, et offrant un soutien émotionnel à ceux qui avaient tout perdu.

La crise cardiaque du bébé :
Un matin, une mère est arrivée en panique, son bébé de six mois dans les bras, bleu et non réactif. Les infirmiers ont immédiatement commencé la réanimation cardio-pulmonaire. Pendant que certains membres de l'équipe s'efforçaient désespérément de stabiliser le petit patient, d'autres soutenaient la mère effondrée. Grâce à leur intervention rapide, le bébé a été réanimé et transféré en soins intensifs pédiatriques. Ce jour-là, chaque seconde a compté.

L'agression à l'arme blanche :
En milieu d'après-midi, un homme est arrivé, ensanglanté, victime d'une agression à l'arme blanche lors d'une altercation. Tandis que les infirmiers s'efforçaient de stabiliser ses blessures, ils devaient également gérer la tension palpable, car l'agresseur, lui aussi blessé, avait été amené dans la même salle d'urgence. Le personnel a dû maintenir la sécurité tout en prodiguant des soins de qualité à tous les patients.

Ces récits illustrent la variété et l'intensité des situations auxquelles les infirmiers des urgences peuvent être confrontés. Chaque situation exige non seulement des compétences cliniques, mais aussi une capacité à gérer le stress, à travailler en équipe et à faire preuve de compassion. Ces journées inoubliables forgent le caractère, rappellent l'importance du métier et laissent des souvenirs indélébiles.

Des petites victoires:
Moments de joie et de reconnaissance

Dans le tumulte du service des urgences, chaque jour est un tourbillon d'émotions. Parmi les moments les plus difficiles, on trouve aussi des éclats de joie, des instants de reconnaissance qui réchauffent le cœur et rappellent pourquoi tant d'infirmiers choisissent ce métier malgré ses défis. Ces petites victoires sont les rayons de soleil qui percent l'obscurité des jours les plus sombres.

La lueur d'espoir d'un enfant :
Un garçon de sept ans, victime d'un accident de vélo, avait subi de multiples fractures. Chaque jour, malgré sa douleur, il tentait de sourire, de rire avec l'équipe soignante. L'instant où, après des semaines de réhabilitation, il a fait ses premiers pas hésitants dans le couloir avec l'aide d'infirmiers, reste gravé comme un triomphe sur les visages de tous ceux qui étaient présents.

La reconnaissance silencieuse :
Un homme âgé, atteint d'un AVC, avait des difficultés à communiquer. Chaque interaction était une épreuve pour lui. Un jour, après que l'une des infirmières a pris le temps de le raser et de le laver, il a posé sa main sur la sienne, la pressant doucement, ses yeux brillant d'une gratitude qu'il ne pouvait exprimer par des mots.

Le retour d'une patiente guérie :
Une jeune femme, admise pour une grave intoxication médicamenteuse dans un acte désespéré, avait passé des jours en soins intensifs. Les infirmiers s'étaient relayés à son chevet, la soutenant dans ses moments les plus vulnérables. Des mois plus tard, elle est revenue, rayonnante, pour remercier l'équipe, leur confiant que c'était leur compassion et leur soutien qui l'avaient aidée à retrouver la volonté de vivre.

L'anniversaire surprise :

Savoir qu'une petite fille, hospitalisée pour une longue durée, allait passer son anniversaire à l'hôpital, l'équipe des urgences s'est mobilisée pour lui organiser une fête surprise. La voir souffler ses bougies, entourée d'infirmiers chantant pour elle, était un rappel que la guérison ne se mesure pas seulement en médicaments et traitements, mais aussi en moments de joie partagée.

Ces moments de bonheur et de reconnaissance, bien que parfois brefs, ont un impact durable. Ils rappellent aux infirmiers la profonde humanité de leur travail, la beauté des liens qu'ils tissent avec leurs patients et la valeur inestimable des petites victoires au cœur du chaos. Dans ces instants, le service des urgences devient un lieu non seulement de guérison physique, mais aussi d'espoir et de connexion humaine.

Chapitre 17:
CONCLUSION: L'INFIRMIER, PILIER DES URGENCES

Les qualités essentielles de l'infirmier d'urgence

L'infirmier d'urgence, confronté quotidiennement à des situations imprévues, parfois critiques, se trouve au carrefour entre les besoins immédiats du patient et les exigences médicales. Cette position nécessite une combinaison unique de qualités techniques, émotionnelles et interpersonnelles. Dans ce métier exigeant, certaines qualités se distinguent par leur importance cruciale.

L'adaptabilité :
En urgence, aucun jour ne ressemble au précédent. L'infirmier doit constamment s'adapter à des situations changeantes, qu'il s'agisse de nouvelles admissions, de cas médicaux inattendus ou de crises majeures. Cette capacité à évoluer et à se repositionner rapidement est essentielle pour répondre aux besoins des patients avec efficacité.

La résilience émotionnelle :
Face à la souffrance, à la détresse, voire à la mort, l'infirmier d'urgence doit posséder une robustesse émotionnelle. Il doit savoir gérer ses propres émotions tout en offrant soutien et compassion aux patients et à leurs proches.

La rapidité de décision :
Dans un contexte où chaque seconde compte, l'infirmier d'urgence doit être capable de prendre des décisions

rapidement, basées sur son jugement clinique, sa formation et son expérience.

La communication :
Savoir communiquer clairement avec les médecins, les autres infirmiers, et surtout avec les patients et leurs familles est primordial. Cette communication doit être à la fois précise sur le plan médical et rassurante sur le plan humain.

L'esprit d'équipe :
Les urgences sont un environnement où la collaboration est essentielle. L'infirmier d'urgence doit savoir travailler en harmonie avec une équipe multidisciplinaire, partageant informations et responsabilités pour le bien-être du patient.

La capacité d'apprentissage continu :
La médecine évolue sans cesse. Pour rester au fait des dernières techniques et recommandations, l'infirmier doit être avide de connaissances, prêt à se former et à s'adapter aux nouvelles méthodes ou technologies.

L'organisation :
Dans le tourbillon des urgences, la capacité à prioriser, à gérer son temps et à coordonner plusieurs tâches simultanément est cruciale.

L'empathie :
Bien que l'aspect technique soit essentiel, la dimension humaine reste au cœur du métier. Comprendre et se connecter aux patients, ressentir et répondre à leurs besoins émotionnels, est une qualité indispensable pour un infirmier d'urgence.

L'intégrité :
Dans un environnement où la confiance est vitale, l'infirmier

doit faire preuve d'une éthique irréprochable, garantissant ainsi la sécurité et le respect du patient.

La patience :
Même dans l'urgence, il y aura des moments d'attente, des moments où l'infirmier devra expliquer, rassurer ou simplement être présent. La patience est alors un atout inestimable.

Chacune de ces qualités, cultivée et affinée au fil du temps, fait de l'infirmier d'urgence un professionnel indispensable, un pilier sur lequel repose la prise en charge rapide et efficace des patients en détresse.

Regard vers l'avenir:
Les urgences de demain

Le monde de la santé est en constante évolution, porté par les avancées technologiques, les découvertes scientifiques, et les transformations sociétales. Dans ce paysage mouvant, les services d'urgence, point d'entrée crucial du système de soins, ne sont pas en reste. Alors, à quoi pourrait ressembler le service des urgences de demain? Immergeons-nous dans cette prospective.

L'intégration de la télémédecine :
Alors que la télémédecine gagne du terrain dans de nombreux domaines médicaux, elle est amenée à jouer un rôle croissant aux urgences. Les consultations à distance pourraient permettre d'évaluer rapidement la gravité d'une situation, d'orienter les patients vers le bon service ou de désengorger les salles d'attente.

Des technologies de pointe :
L'intelligence artificielle et les algorithmes pourraient aider à prioriser les patients en fonction de la gravité de leur état.

Les outils de réalité virtuelle pourraient être utilisés pour la formation continue des équipes ou pour des simulations de scénarios d'urgence complexes. La robotique pourrait également jouer un rôle, par exemple dans la distribution de médicaments ou l'assistance à certaines procédures.

Un environnement patient-centré :
La prise en compte du bien-être du patient ne se limitera pas uniquement à son état de santé physique. Des espaces plus confortables, une meilleure communication, des outils interactifs pour informer les patients et leurs familles, et une approche holistique de la prise en charge sont autant d'éléments qui pourraient se généraliser.

L'importance du développement durable :
La prise en compte de l'impact environnemental des services d'urgence sera cruciale. Cela pourrait se traduire par une optimisation des ressources, l'utilisation de matériaux écologiques, ou encore la mise en place de systèmes d'énergie renouvelable.

Des équipes multidisciplinaires renforcées :
La collaboration entre professionnels de santé sera encore plus poussée, intégrant par exemple des spécialistes en santé mentale directement au sein des urgences, ou en renforçant le lien entre médecins généralistes et services d'urgence.

Une formation continue adaptée :
Face à un monde médical en perpétuelle mutation, la formation des infirmiers et des médecins aux urgences sera dynamique, utilisant les dernières technologies et s'adaptant rapidement aux nouvelles problématiques de santé.

Des urgences spécialisées :
Au-delà des urgences pédiatriques ou cardiologiques déjà

existantes, nous pourrions voir émerger des urgences dédiées à des pathologies spécifiques, offrant ainsi une prise en charge ultra-spécialisée.

Des systèmes d'information optimisés :
Les dossiers médicaux électroniques, interconnectés et sécurisés, faciliteront le partage d'informations, optimisant ainsi le parcours de soins du patient et garantissant une meilleure continuité des soins.

Alors que l'avenir est riche de promesses, il apportera également son lot de défis. Les services d'urgence de demain devront être à la hauteur, combinant excellence médicale et humanité, pour répondre au mieux aux besoins des patients dans un monde en constante mutation.

Retrouvez chacun de mes livres publiés sur Amazon sur le lien suivant :

https://www.amazon.fr/dp/B0CP8T3K57

Pour un prix unitaire beaucoup plus intéressant, vous pouvez également acheter l'intégralité de mes livres en format e-books (pdf) sur le site internet suivant :

http://espaceformation-ide.com

Avec toute ma considération…

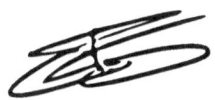

www.ingramcontent.com/pod-product-compliance
Lightning Source LLC
Chambersburg PA
CBHW072216290526
45794CB00004B/1774